AF274084

MÚSICA PARA ANTES DE NACER

Educación emocional
en la etapa prenatal

Begoña Ibarrola

Música para antes de nacer

© 2025 Begoña Ibarrola

Primera edición, 2025

Directora de colección: Mercedes Bermejo
Directora de producción: M.ª Rosa Castillo
Corrección: Mónica Muñoz
Maquetación: Coopera editorial
Diseño de la cubierta: cuantofalta.es

© 2025 Editorial Sentir es un sello editorial de Marcombo, S. L.
   Avenida Juan XXIII, n.o 15-B
   28224 Pozuelo de Alarcón. Madrid
   www.editorialsentir.com

© 2025 Colección Sentilibros

ISBN: 978-84-267-3891-2
D. L.: B 17549-2024

Impresión: Servicepoint
Printed in Spain

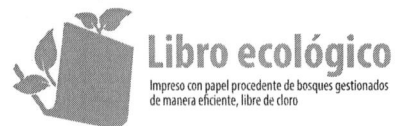

Libro ecológico
Impreso con papel procedente de bosques gestionados de manera eficiente, libre de cloro

MÚSICA PARA ANTES DE NACER

Educación emocional en la etapa prenatal

Begoña Ibarrola

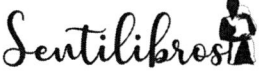

Índice
de contenidos

PRÓLOGO

Algunas personas tienen una actitud positiva ante la vida: se muestran confiadas, seguras; se sienten acogidas por los demás, queridas, y se muestran bien consigo mismas. Sin embargo, la actitud de otras personas es muy distinta: son desconfiadas; actúan desde el miedo, la inseguridad, y sienten que todo son obstáculos y dificultades.

¿De dónde nos vienen esas percepciones y sensaciones profundas?

«De nuestra propia historia personal, de nuestra educación», habréis pensado muchos. Y es cierto, aunque con un matiz importante, y es que nuestra historia personal empieza en el útero materno, desde la formación de nuestra primera célula hasta el momento de nacer, en que nos habremos armado con 3000 millones de células que han grabado numerosas experiencias, sensaciones, decisiones, palabras, pensamientos, emociones, sonidos...

Y con todo ese bagaje venimos al mundo. Y, si esas experiencias han sido armoniosas; agradables; positivas; llenas de belleza, de amor, de acompañamiento..., nuestra visión del mundo y nuestra permanencia en él van a ser completamente diferentes, porque la programación subconsciente de nuestras células ha recibido el mensaje: «Todo está bien; eres amado/a, aceptado/a...».

En cambio, si ese viaje de nueve meses ha sido desde la no aceptación, el abandono, la soledad, etc., nuestra programación celular se va a repetir en el transcurso de nuestra vida, hasta que tomemos conciencia y cambiemos esa memoria celular, y eso posiblemente nos costará muchos años de penalidades.

En estas cinco últimas décadas, estamos descubriendo la importancia de la vida prenatal, ese periodo en donde se ponen las bases de nuestro devenir como persona.

Begoña Ibarrola ha sido una pionera en abrir una puerta a esa historia prenatal e iniciar un sendero que nos llevará muy lejos, para conocer lo verdaderamente importante: la toma de conciencia de que el bebé prenatal es un ser sensible, que se emociona y a quien lo afectan nuestras palabras y nuestra actitud.

Que, ante ese milagro de la vida, debemos mostrarnos muy respetuosos y humildes los mismos científicos lo dicen, pues aún desconocemos tantas cosas, que debemos devolver el carácter sagrado que tiene toda la gestación.

Y Begoña ha puesto el acento en la música, ese maravilloso elemento al alcance de todos para crear la armonía a nuestro alrededor, entre nosotros y nuestro bebé; la música como recurso gratuito con el que amplificar nuestra conciencia y liberar nuestros bloqueos y limitaciones.

Os invito a todos quienes estéis leyendo estas líneas a instalaros confortablemente, a hacer varias respiraciones profundas... y a relajaros lo máximo que podáis para disfrutar de este maravilloso libro que os va a inspirar, os va a despertar nuevas perspectivas y sensaciones; un libro que os ayudará a conectaros desde el corazón con ese bebé que estáis esperando para que podáis transmitirle vuestro amor y todo vuestro apoyo.

Pilar Vizcaíno Herranz,
psicóloga y fundadora, en 1986, de la Asociación
Española de Educación Prenatal (ANEP)

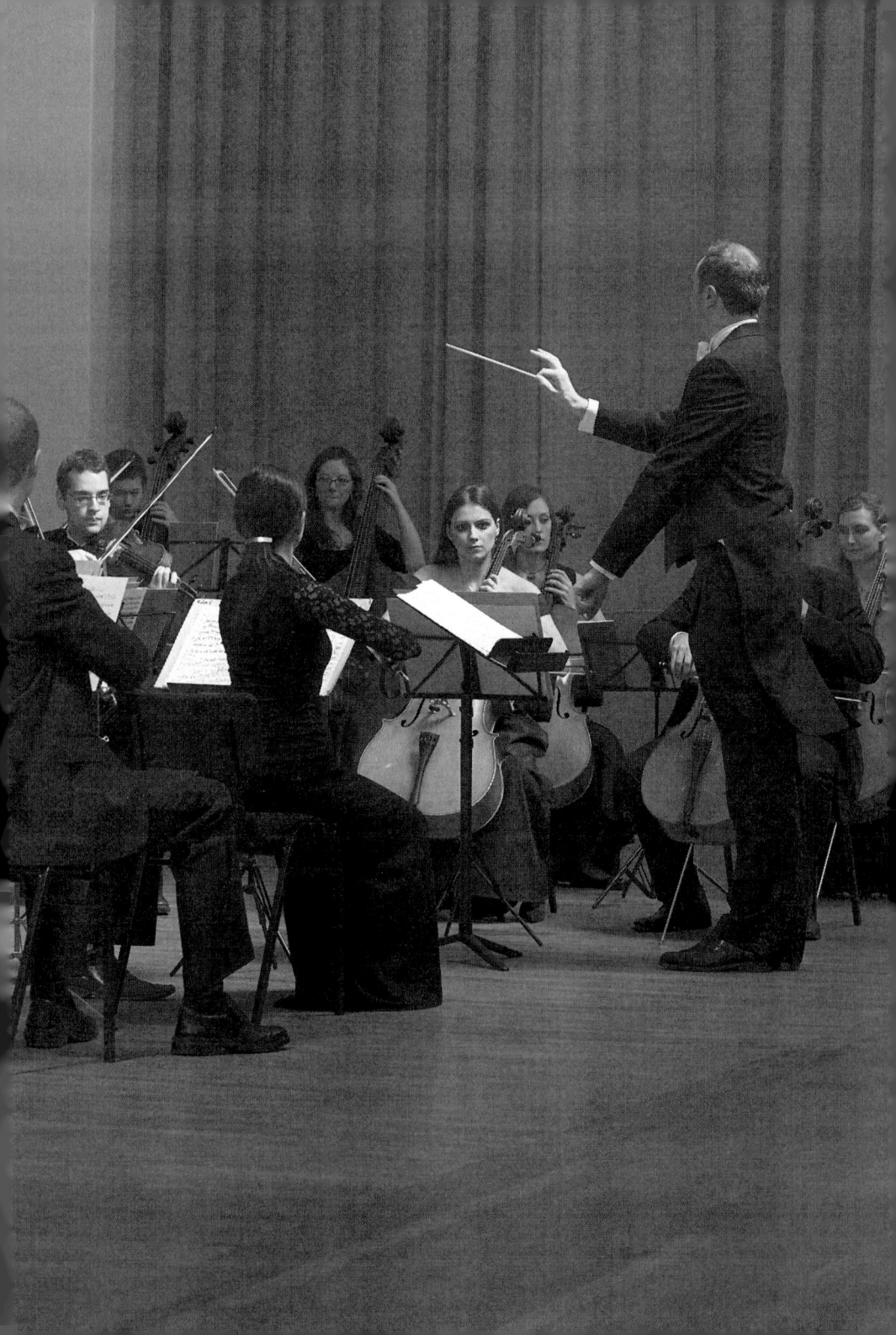

PRELUDIO

*Yo no puedo imaginar esfuerzo más apasionante
y portador de promesas que el que consiste en emplear
la musicoterapia, tan necesaria y saludable a la vez,
para el que da y el que recibe.*

*Yo invitaría a todos los que aman la música
a aportar sus conocimientos para que este regalo
pueda ser entregado a los que tienen más necesidad
y tienen más que ganar.*

Yehudi Menuhin

Los avances en el conocimiento de la vida intrauterina durante la gestación de un nuevo ser se han desarrollado profundamente en los últimos treinta años, debido a que la tecnología nos permite observar el desarrollo del bebé en formación y su comportamiento a través de técnicas como el electroencefalograma, la endoscopia y sobre todo la ecografía, que nos ofrece imágenes sorprendentes en dos dimensiones, en tres, que aportan profundidad y, más recientemente, en cuatro dimensiones, que permiten observar al bebé en movimiento. Esta tecnología obtiene las imágenes del bebé en tiempo real, aportando además una serie de características que incrementan la calidad del diagnóstico prenatal, ya que permite visualizar con gran precisión las estructuras fetales.

En cuanto a la ecografía en 5D, es como la 4D, pero ofrece una textura en el tipo de imagen, más semejante a la carne, que la hace más realista. Se trata de un filtro para que los padres observen con una percepción más real a su bebé. Este tipo de «primera foto» ayuda a crear un vínculo emocional más fuerte y genera emociones positivas en su familia.

Asimismo, estos avances científicos han posibilitado conocer mucho más a fondo lo que ocurre en el interior del útero durante esos nueve meses, haciendo posible detectar si existe algún tipo de malformación o anomalía, a la vez que determina con precisión el sexo del nuevo bebé. Adentrarse en este territorio supone abrirse a innumerables sorpresas.

Sin embargo, estos avances solo significan progreso cuando nos permiten entender mejor las necesidades humanas y dar respuesta a ellas, lo que propicia el crecimiento de nuestras capacidades relacionales y afectivas. En el caso de la vida intrauterina, esto significa desarrollar la sensibilidad hacia todo el espectro de necesidades que tenemos los seres humanos antes de nacer, poniendo el acento en aquellas que son básicas para un crecimiento armónico y equilibrado.

Los medios técnicos nos pueden dar una información científica cada vez más completa, pero hoy sabemos que existen otras variables, tanto o más importantes a tener en cuenta cuando nos referimos al desarrollo de un ser humano de forma integral. Estos aspectos más sutiles, como son la comunicación madre-feto, la creación del vínculo emocional, su comunicación con el entorno sonoro y con el mundo exterior (en definitiva, todo lo concerniente al bienestar fetal), son aspectos importantes, ya que influyen profundamente en la vida del futuro bebé, lo que marca una impronta que lo ayudará a sentirse bien en el mundo.

Durante este periodo, el organismo de la madre —entendido como una unidad psicofísica— se constituye en el «ecosistema» del bebé, donde él es un ser independiente y, a la vez, perteneciente al organismo materno, al establecerse entre ambos una interrelación funcional, lo que supone que el bebé es receptivo a las condiciones afectivas y fisiológicas de la madre.

La historia de la vida, desde la existencia de la primera célula, supone la comunicación con el entorno. Esta se va volviendo cada vez más precisa, más exigente, a medida que va aumentando la percepción del universo.

El ser humano nace inmaduro en cuanto a la mayoría de sus funciones más importantes, salvo la que permite oír. Y, por eso, el bebé está a la escucha: su oído le ofrece información de lo que sucede a su alrededor; no en vano, es un sistema sensorial que comienza a funcionar en los primeros meses de gestación. Como si él fuera una gran antena, quiere captar todo aquello que le interesa y lo que oye a veces le agrada y otras veces no.

Al ser nosotros conscientes de ello, quizá, nos ocupemos en ofrecerle solo aquello que ayude a su desarrollo equilibrado, seleccionando nuestro entorno sonoro y el suyo, y haciéndole atractivo el «mundo exterior».

Sabemos que las energías sonoro-musicales pueden aportarle todos sus poderes en estos nueve meses de travesía por el «mar amniótico», contribuyendo a su formación física, en consonancia con cánones armónicos, y ayudando a su incipiente psiquismo a captar la melodía del afecto, alimento emocional tan importante como lo es el físico para el desarrollo en esta etapa de su vida.

De esta comunicación intrauterina vamos a hablar a lo largo de este libro: de la comunicación del bebé en formación con su entorno «acuático», con el exterior «aéreo» y, sobre todo, con su madre y con su padre.

Esta etapa importantísima del ciclo vital, dejada de lado por tanto tiempo, reclama ahora una mayor atención, ya que las últimas investigaciones han demostrado la gran influencia que puede ejercer en el futuro del nuevo ser.

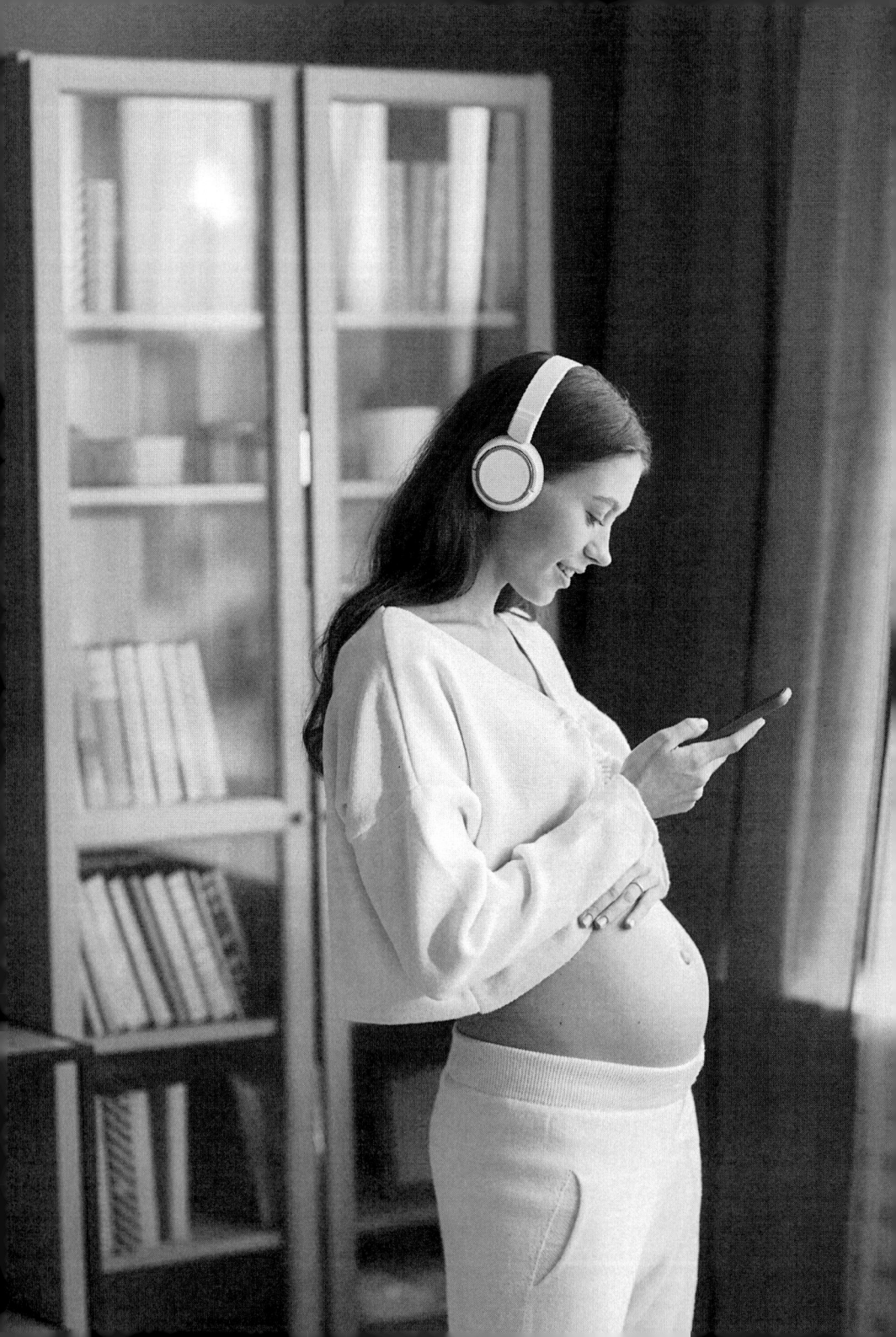

1

LA MÚSICA COMO
ELEMENTO TERAPÉUTICO

1.1 BREVE HISTORIA DE SU UTILIZACIÓN

La música es, sin duda, tan antigua como el hombre y, aunque no figure entre las necesidades primarias, se puede considerar una de las actividades fundamentales en todas las épocas y civilizaciones.

Todas las culturas, todos los pueblos, poseen una concepción de la «música» con la que expresan sus propios valores, su arte, sus ideales, con fines rituales, sagrados, terapéuticos y evocativos.

Una característica notable de la música ha sido su capacidad de ser reconocida como **medio terapéutico** a lo largo de toda la historia, a pesar de los cambios que se han ido produciendo a lo largo de los siglos, en los conceptos de «salud» y «terapia».

La «música» revela significados diferentes a pueblos y culturas diferentes, pero, en el fondo, todas reconocen su carácter terapéutico, que hoy día igual es utilizado por un chamán de México que por un terapeuta de Nueva York.

Esto se debe al poder de los sonidos sobre el comportamiento de los seres vivos. Su influencia es conocida desde los orígenes de la humanidad, sobre todo por los magos, sacerdotes o chamanes de todos los cultos: es sabido que sus fórmulas e invocaciones, a menudo, asumían la forma de cantos.

El hombre primitivo, ante las múltiples agresiones de la naturaleza, traducía su angustia mediante un conjunto de sonidos, que constituían lo que ahora llamamos «encantamientos». La evolución específica de su estructuración atribuye a esta expresión sonora un carácter mágico. Por supuesto, la magia era la única herramienta terapéutica de los hombres prehistóricos y, en ellos, música y medicina eran una misma cosa.

El primer testimonio histórico de la influencia terapéutica del sonido y la música en el ser humano lo encontramos en unos papiros egipcios descubiertos en 1988, los **Papiros de Lahun,** a los que se les atribuye una antigüedad de cuatro mil quinientos años. Se trata de una melodía que tenía la propiedad de aumentar la fertilidad en la mujer que la escuchaba o cantaba. Desgraciadamente, la partitura desapareció.

El **papiro Ebers,** redactado también en el antiguo Egipto, cerca del año 1500 a. C., nos documenta sobre la medicina egipcia. Contiene, junto a una enumeración de plantas-droga, un repertorio de fórmulas de encantamientos sonoros mágicos.

Más tarde, en la época de los padres de la medicina, el encantamiento será reemplazado por un canto religioso de alabanzas a un dios protector y sanador.

Diez siglos antes de Cristo, el rey **Saúl** era a menudo preso de diversos «ataques». Dice la Biblia: «Cuando el mal espíritu se apoderaba del rey Saúl, **David** cogía su arpa, tocaba, y el rey se calmaba y se ponía mejor». Más tarde, convencido de los poderes de la música, David funda una escuela de canto que llegó a contar con... ¡cuatro mil cantores!

Homero explica que la música fue concedida a los hombres por los dioses inmortales con el fin de alegrarlos, pero también para apaciguar las perturbaciones de su alma y los movimientos tumultuosos que experimenta un cuerpo lleno de imperfecciones.

Los griegos fueron los primeros que aplicaron, de forma sistemática, la música como un medio curativo o preventivo, que además podía y debía ser dosificado, pues sus efectos sobre el estado físico y mental de una persona eran predecibles.

Platón y Aristóteles fueron realmente los precursores de la musicoterapia. Ellos describieron las virtudes curativas de la música, a la que consideraban como una «higiene mental». En el siglo IV a. C., Platón aconsejaba a los jóvenes la práctica de la música en numerosas ocasiones de su vida, tanto para prevenir enfermedades o desequilibrios como para tratarlos.

Según la doctrina musical de los griegos, cada uno de los modos, así como los géneros y los ritmos, encerraba determinado poder moral. Consideraba importantes las canciones de cuna para el desarrollo y la educación de los niños y recomendaba cantar y danzar para resolver multitud de problemas psicológicos.

Pitágoras empleaba la música con enfermos mentales y a esto lo llamaba «medicina musical»; él comentaba a sus discípulos que una piedra no era sino música petrificada; intuición plenamente corroborada hoy por la ciencia moderna, pues actualmente sabemos que toda partícula del universo físico deriva sus características del tono, pauta, armonía de sus frecuencias particulares, de su «canto». La tabla periódica de los elementos, por ejemplo, que proporciona una lista de todos los elementos químicos según su peso atómico, se divide en siete octavas, con propiedades que tienden a repetirse, igual que en las octavas musicales.

Los «pitagóricos» solían liberarse de las preocupaciones cotidianas entonando determinadas melodías que los hacían entrar en un sopor suave y sosegado. Del mismo modo, al despertarse, disipaban la confusión y el estupor del sueño con otras melodías, conociendo que la estructura completa de alma y cuerpo estaban unidas por la armonía musical.

En el siglo III a. C. **Asclepíades de Bitinia,** médico de Roma, no solo describió de forma precisa los síntomas de diversas dolencias mentales, sino que preconizó normas de tratamiento. En su opinión, la «armonía musical» y el «concierto de voces» eran medidas terapéuticas de gran valor. Recomendaba la música para tratar a los pacientes que presentaban cualquier tipo de demencia.

Dando un enorme salto en el tiempo, llegamos al Renacimiento. Este fue un periodo importante para esta disciplina, pues se produjo un cambio de actitud hacia la ciencia y hacia la música, que comenzaba a verse como un medio de autoexpresión. Muchos médicos eran amantes de la música y observaron, de forma científica, los efectos que producía en el ser humano y en los animales.

Paracelso, uno de los grandes médicos del Renacimiento, utilizaba la música para actuar sobre el organismo por mediación del alma. Quizá comienza aquí el nacimiento de la medicina psicosomática, utilizando la música como elemento de unión o mediación entre el cuerpo y la mente.

A partir de esta época, muchos médicos se interesaron por la música y su relación con la salud y la enfermedad.

En el siglo XVI, **Juana III de Navarra** encargó a un músico que, durante todo su embarazo, acudiera cada mañana a ejecutar determinadas melodías que favorecerían, según ella había investigado, la armónica formación de su futuro bebé. Este sería, más adelante, Enrique IV.

La aplicación de la música en el ámbito hospitalario se debe a **Benjamin Rush,** padre de la psiquiatría norteamericana quien, a mediados del siglo XVIII, introdujo la terapia musical como práctica clínica en el Hospital General de Pensilvania.

Ya en el siglo XIX, el psiquiatra francés **Esquirol** da un gran empuje a la musicoterapia, y es justamente, a partir de este momento, cuando se comienza a investigar de forma sistemática cuáles eran los efectos fisiológicos y psicológicos de la música sobre el ser humano.

La «musicoterapia», como hemos visto, tiene sus raíces en las antiguas civilizaciones, donde la música se utilizaba con propósitos curativos y mágicos. Sin embargo, su formalización como disciplina terapéutica moderna comenzó en el **siglo XX,** cuando los profesionales de la salud comenzaron a reconocer el impacto positivo que la música tenía en el bienestar humano.

La Federación Mundial de Musicoterapia, fundada en 1985, ha sido un pilar fundamental en la promoción y desarrollo de esta práctica a nivel global y la define así: «La musicoterapia es el uso profesional de la música y sus elementos como una intervención en entornos médicos, educacionales y cotidianos con individuos, grupos, familias o comunidades que buscan optimizar su calidad de vida y mejorar su salud y bienestar físico, social, comunicativo, emocional, intelectual y espiritual». Desde entonces, esta técnica terapéutica viene utilizándose en Estados Unidos, aunque ya en el año 1944 la Universidad Estatal de Míchigan creó el primer plan de estudios destinado a la formación de musicoterapeutas.

Hoy día, es carrera universitaria en más de veinte países del mundo y su aplicación práctica se realiza con éxito en diversos ámbitos —educativo, social, laboral, hospitalario, asistencial, rehabilitador y otros—, tanto a nivel preventivo como en el tratamiento de numerosos y variados problemas.

Para terminar, una noticia reciente: en noviembre del año 2022, se ha presentado una propuesta no de ley con el voto afirmativo de todos los grupos políticos ante la Comisión de Sanidad y Consumo de las Cortes Valencianas, que insta al Gobierno a incorporar la música en el sistema sanitario de la Comunidad Valenciana.

Esta iniciativa, sin duda una propuesta pionera en España, resalta la importancia de la humanización de la experiencia sanitaria mediante la música. Es una buena noticia y espero que se acepte por la enorme contribución que puede hacer la musicoterapia en el campo de la salud.

1.2 LOS PODERES DEL SONIDO Y DE LA MÚSICA

El sonido es una de las formas de vibración más poderosas conocidas por el hombre, y la música es una forma de sonido profundamente comunicativa, que tiene poderes terapéuticos bien conocidos desde la Antigüedad, tal y como hemos visto. Su naturaleza es invisible, pero expresa todo el abanico de la experiencia humana.

Pero su poder no se manifiesta exclusivamente sobre los seres humanos, sino que la materia inorgánica, por efecto de las vibraciones, parece que cobra vida, y lo que es aún más importante para el tema que nos ocupa: la materia se estructura de forma armónica a través del sonido; donde antes no existían, se crean formas geométricas y orgánicas.

Voy a extenderme en este tema, pues no podemos olvidar que un ser humano se está formando durante esta travesía de nueve meses y, si el sonido afecta a la estructuración de la materia, ¿cómo no afectará también al ser humano en formación?

En el siglo XVIII, nace una nueva ciencia: **la cimática.** Trata del estudio de las ondas sonoras y su interacción con los sólidos, líquidos y gases. Se basa en la idea de que el sonido tiene la capacidad de mover y manipular la materia, y se ha utilizado en diferentes ámbitos: desde la arquitectura y el diseño hasta la medicina y la terapia. Su fundador, **Ernst Chladni,** un físico alemán de origen húngaro, fue pionero en este campo.

«¡El sonido puede verse…!». Estas fueron las palabras que dijo Napoleón Bonaparte en febrero de 1809 cuando Chladni le demostró cómo podía influir el sonido en la materia, al friccionar con el arco de un violón el borde de una placa de metal sobre la que había esparcido previamente granos de arena fina. Cuando el arco producía un sonido lo bastante sostenido, la arena se disponía en hermosas formas geométricas, que se modificaban al cambiar la altura o la intensidad de la nota. Chladni hizo bocetos de algunos de los dibujos y escribió un libro sobre acústica. Esa fue una demostración evidente de la influencia del sonido, de las vibraciones, sobre la materia.

El fenómeno de cómo las ondas sonoras interactúan con la materia ya había sido observado anteriormente por Leonardo da Vinci, Galileo y Robert Hooke, pero Chladmi es considerado el padre de la acústica actual, por ser el primero en analizarla de manera sistemática.

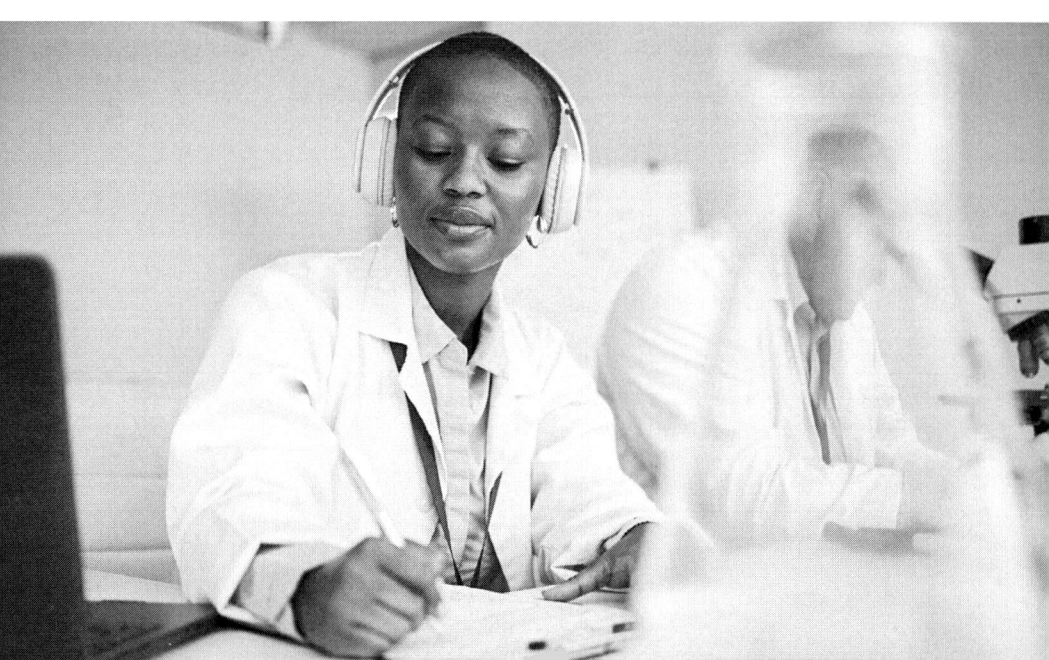

Hubo que esperar al año 1950 para que la cimática resurgiera gracias a un científico suizo, **Hans Jenny,** quien, influido por la obra de **Rudolf Steiner,** empezó a observar los procesos vibratorios en el mundo natural y amplió considerablemente el trabajo de Chladni.

Utilizando sofisticados aparatos, midió, fotografió y experimentó los efectos de las vibraciones sonoras sobre diversos materiales, comprobando que a determinados sonidos siempre les correspondían determinadas formas. También descubrió que las formas y dibujos producidos por las vibraciones recordaban a las estructuras celulares de los organismos vivos. Desarrolló un aparato al que llamó «tonoscopio», para observar los efectos de la voz y la música sobre otros materiales líquidos, en proceso de solidificación y semisólidos: las vocales, curiosamente, siempre producían figuras circulares.

Uno de los pioneros en la aplicación terapéutica de la cimática fue el osteópata inglés **Peter Guy Manners,** el cual consideraba que cada órgano y tejido del cuerpo posee su propia frecuencia vibratoria, la cual se ve alterada en caso de enfermedad. Por tanto, según sus investigaciones, era posible ayudar al cuerpo a retornar a su estado original de salud mediante el uso y la aplicación de dichas frecuencias resonantes. Todo ello se concretó en la creación de la **terapia cimática.**

En la actualidad, y gracias al británico John Stuart Reid, quien ha desarrollado el primer instrumento científico capaz de mostrar una imagen visual del sonido, el *cymascope,* se ha creado la primera escuela mundial de cimática, presencial y virtual.

¿Qué podemos deducir de todo lo anterior? Que la materia en movimiento produce vibraciones, y que la vibración altera la estructura y la forma de la materia sobre la que actúa. En el caso del bebé en formación, podríamos concluir diciendo que el sonido que le llega durante los nueve meses de su gestación puede condicionar, para bien o para mal, su desarrollo. Y, cuando hablo de sonido, también me refiero a la música y el ruido, lógicamente.

El sonido y la música, además de actuar sobre la materia inorgánica, como hemos visto anteriormente, también afecta a los animales y a las plantas. Todo un campo de investigación se está desarrollando en la actualidad en el control de plagas a través de ultrasonidos y en la producción de semillas más potentes.

En los años sesenta, se realizó un gran número de experiencias para estudiar la acción de la música sobre las **plantas.** Entre los primeros investigadores, destacan **Mary Measures** y **Pearl Weinberger,** quienes demostraron cómo los granos de trigo expuestos a un sonido crecen con más rapidez cuando este sonido está compuesto de una nota única y fuerte, de una frecuencia de 50 hercios (Hz). Otros agricultores han comprobado cómo aumentaban sus cosechas o el tamaño de los frutos y hortalizas recolectados, simplemente poniendo música en los invernaderos.

Las investigaciones realizadas por **Dorothy Retallack y Francis F. Broman** desde 1968 no dejan lugar a dudas. Han demostrado que un tipo de música contemporánea hace crecer las plantas en una dirección opuesta a la fuente de sonido: a las plantas no les gusta esta música y se alejan como pueden del altavoz que la emite. Si la música que escuchan es «*rock* duro» o *heavy metal,* mueren al cabo de un tiempo y, además, sus raíces quedan destrozadas o presentan anomalías.

En general, las plantas se alejan físicamente de cualquier música estridente. En cambio, la música de Bach, Haydn o Ravi Shankar, que utilizaron en sus experimentos, las hacía crecer sanas y hermosas. Pudieron constatar que las plantas manifestaban claramente sus preferencias, creciendo en dirección a la fuente de sonido, incluso rodeando amorosamente el altavoz por donde salía la música que más les gustaba. En su famoso libro *La vida secreta de las plantas,* **Christopher Bird y Peter Tompkins** presentan las pruebas científicas de dichos experimentos.

También se han realizado experimentos con **animales.** Es bien conocido que las vacas que escuchan música clásica aumentan la producción de leche, las gallinas ponen más huevos y las conejas son más fecundas. Los granjeros y veterinarios dan fe de ello.

En los animales de compañía, la sensación de tranquilidad es uno de los efectos de la música, gracias a que reduce los niveles de cortisol, la hormona del estrés, y de paso tiene una influencia en la conducta y el estado emocional de las mascotas. Está comprobado que determinados tipos de música ayudan a calmar a los animales ansiosos o nerviosos, mientras que otros tipos pueden estimular su actividad y aumentar su energía, aseguran expertos veterinarios.

Podemos preguntarnos: «Si actúa de esta manera sobre la materia inorgánica, sobre las plantas y animales, ¿cómo puede no afectar al ser humano?».

La ciencia, al hablar del sonido nos dice, en primer lugar, que todo vibra, que todo en el universo es vibración, y lo único que diferencia a la luz, al color de un sonido o una forma es su frecuencia, es decir, el número de vibraciones por segundo.

Cada uno de nosotros tenemos una vibración; la salud es un estado vibratorio, lo mismo que la enfermedad es otro estado. La moderna medicina energética se basa, precisamente, en esto: una vibración inducida desde fuera, a través de la luz, del color, de la música o de otros elementos, puede provocar cambios físicos y psicológicos en la persona que la recibe.

Cuando hablamos de vibraciones, sonidos o música terapéuticos, debemos pensar que es una fusión de arte y ciencia, que se unen con el fin de ayudar al ser humano a realizarse plenamente. La música, puesta al servicio del ser, posibilita la realización de sus inquietudes; la expresión de sus sentimientos lo ayuda a romper bloqueos emocionales y consigue la integración de todas sus dimensiones: física, emocional, mental y espiritual.

La ciencia occidental intenta, después de muchos siglos, «ver» el mundo, sin comprender que el mundo no se mira, sino que se oye o, mejor dicho, se escucha. La vida en todo su despliegue es ruidosa por naturaleza; solo la muerte es silencio y, a lo mejor, tampoco... No podemos saberlo.

En mitad del ruido transcurren nuestras vidas: ruidos en la calle, ruidos en la casa y en el trabajo. Cuando el ruido se convierte en sonido, cuando el sonido se convierte en música, nos adentramos en el territorio de lo mágico.

Pero, por desgracia, hoy día se ha convertido en un elemento cotidiano que ha invadido nuestro mundo y nuestra vida diaria, y no siempre por propia decisión. Ya no le damos el mismo valor, como a cualquier elemento que abunda y se hace habitual.

¿Y cómo afecta la música a los seres humanos? ¿Cuáles son sus poderes más conocidos? ¿Para qué la podemos utilizar?

Al pensar en la música, lo primero que nos viene a la mente suele ser su **poder de divertir,** para convertirse en una fuente de distracción y goce, tanto para el cuerpo como para el espíritu. Las sensaciones que nos provoca suelen ser agradables y, por eso, en algunos lugares como restaurantes o salas de espera, la música cumple la función de «colchón», que amortigua otros sonidos desagradables del entorno que pudieran provocar tensión o malestar.

Más elaborada es la música de una película; la banda sonora que sostiene la acción crea determinadas atmósferas, precede al suspense, sugiere tristeza, subraya un momento de ternura o magnifica una escena mediante un sabio juego de condicionamiento y descondicionamiento, por su **poder de sugestión** y, sobre todo, **por su poder para provocar emociones diversas.**

Tensión y relax, los mismos elementos de la música, juegan así sobre nuestros ritmos corporales: de repente, tenemos miedo, nos encontramos súbitamente estresados y nuestro ritmo respiratorio se altera, el corazón late más rápido, nuestros músculos se tensan; incluso nuestro ritmo intestinal puede verse también perturbado.

De forma inversa, una música dulce, suave, puede sosegar; apaciguar; serenar poco a poco nuestro ritmo corporal, que se adapta al ritmo de la música, y modifica nuestro estado de receptividad, incluso nuestro humor.

La música es reconocida también como un **medio de celebración:** en medio de las fiestas religiosas, familiares, sociales, se canta, se danza, se bebe. Se convierte también en un pretexto para la «locura». El sonido y el movimiento están íntimamente ligados a nuestro sistema nervioso; por eso, cuando la música suena, todo el cuerpo vibra y me invita a moverme, sobre todo si predomina el elemento rítmico.

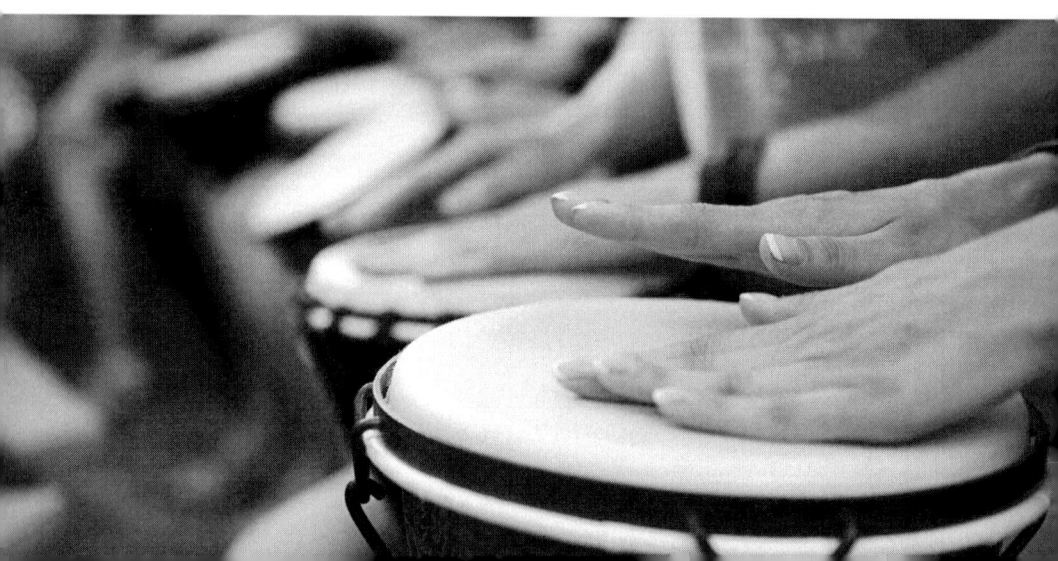

Pero, sobre todo, la música facilita el contacto humano; forma parte del rito del contacto; es la **mediadora en las relaciones personales.** Cuando las personas se divierten juntas, la música está presente; en algunos encuentros íntimos, también suele estar presente, creando vínculos o reforzándolos, convirtiéndose en un soporte de las relaciones, en una auténtica cómplice. Más que una sensación agradable, más aún que un elemento de diversión, de placer en común, ella acerca, invita al diálogo; se convierte en elemento socializador, que ayuda a que las personas se conozcan mejor y puedan relacionarse más eficazmente.

La música también puede ser percibida como un verdadero «oasis», que nos permite retirarnos del mundo que nos rodea, **desconecta**r de la realidad y descansar. Se puede soñar con ella, jugar con la melodía y dejarnos llevar por ella hacia un mundo maternal y protector, que nos envuelve, nos da seguridad, nos consuela.

Contribuye realmente, nos demos cuenta o no, a nuestro bienestar, ayudándonos a comprender mejor los procesos personales y ajenos.

La música posee otro poder: **el pedagógico y cultural.** Como dice el doctor **Verdeau-Paill**ès, «contribuye a afinar el oído, la facultad de la atención, condición esencial de la audición musical; contribuye también a desarrollar la imaginación creadora o evocadora, si llama a los recuerdos, la riqueza afectiva y la aspiración hacia la belleza. La educación musical favorece el desarrollo de estas facultades. Son numerosos los pedagogos que han podido constatar que sus mejores alumnos estudiaban música».

Escuchar, adaptarse a la sensibilidad y a los ritmos de los otros es un factor de equilibrio y de intercambio. Por eso, además del poder pedagógico y cultural, está el de generar **comunicación** atenta.

Pero no hace falta ser melómano o músico para reconocer en la música otro poder, quizá el más grande de todos: el **poder afec-**

tivo, universal y único para cada uno de nosotros; lenguaje sin palabras, registro infinito, inmenso repertorio de significados... En ella, cada uno encuentra lo que lo atrae profundamente, lo que más necesita para su equilibrio personal.

La música tiene el poder de llevar a la mente a «otro lugar», permitiendo que se desidentifique del cuerpo. Se puede utilizar como un medio para reducir o anular el dolor, como si fuera una anestesia. A esta utilización del sonido y de la música se le da el nombre de **«audioanalgesia»**, o «analgesia por distracción auditiva». El mecanismo es el siguiente: al actuar el impulso doloroso, un número variable de neuronas son estimuladas, llevando estos estímulos al tálamo. Cuando actúa el estímulo acústico, son activadas las vías correspondientes que van también al tálamo. Pero, si el estímulo auditivo «recluta» más neuronas, estas se restan de las que informan sobre el dolor.

Por lo tanto, aumentando la estimulación de la cloquea, aumenta el número de neuronas que se restan de la vía sensitiva, pudiendo llegar a ser anulado el dolor. Este poder de la música está siendo utilizado en cirugía maxilofacial, en pequeñas intervenciones, incluso en operaciones importantes, cuando la anestesia química se considera un grave riesgo para el paciente y, por supuesto, durante el parto.

Por último, consta el poder de la música como **elemento terapéutico,** conocido y utilizado desde la Antigüedad, y del que acabamos de ver una breve muestra.

Cinco son las grandes áreas de aplicación:

1.º Como instrumento de disciplina para el pensamiento, el movimiento y la expresión de emociones.

2.º Como elemento que facilita el restablecimiento de los ritmos fundamentales de organismo y su sincronía, es decir, agente equilibrador y homeostático.

3.º Como elemento que permite crear un entorno agradable, donde se generen procesos de comunicación y de
relación distendida.

4.º Como intermediaria en la toma de contacto con la realidad y reestructuración de la personalidad.

5.º Como un elemento que potencia el bienestar y favorece
procesos de resiliencia y mejora personal.

Más concretamente, la utilización de técnicas de musicoterapia
durante **el embarazo, parto** y **primer año** de vida va dirigida,
principalmente, a prevenir alteraciones emocionales y de conducta, mejorando la comunicación entre la madre y su hijo. No
olvidemos que una comunicación gratificante es la piedra angu-
lar de la salud mental. Por tanto, la música va a convertirse en
instrumento de salud, además de elemento estético, que puede
acompañar a la travesía del feto, entre su dulce y seguro mundo
acuático al desconocido mundo exterior aéreo.

Desde la vida prenatal hasta la ayuda a los moribundos, desde la
medicina preventiva a la medicina curativa, desde la rehabilitación
a la reinserción social de personas marginadas, desde la comunicación profunda de emociones o como apoyo a los procesos de
aprendizaje, la música aporta una nueva dimensión a la relación
terapéutica y posibilita la comunicación afectiva allí donde la comunicación verbal no es posible o presenta serias dificultades.

1.3 EFECTOS FISIOLÓGICOS DE LA MÚSICA

El cuerpo humano es el conjunto mejor creado para vibrar. Es un
maravilloso **receptor,** que capta las informaciones estéticas de la
música, las reproduce interiormente y las convierte en emociones. Es también un **emisor;** a través de los ritmos y las modula-
ciones, crea la música como emanación de él mismo.

La influencia de la música es una cuestión un poco complicada, pues está condicionada por la estructura y la función del sistema nervioso central y del sistema vegetativo, de las glándulas de secreción interna y de los órganos internos. También lo está por la construcción de la obra musical, en cuanto a ritmo, melodía, armonía, timbre de los instrumentos o de las voces y, como último factor, pero no por ello menos importante, por la disposición psíquica del sujeto que escucha o crea; su sensibilidad emocional, imaginación, gustos musicales, costumbres auditivas, cultura musical y sensibilidad estética.

Vamos a intentar simplificar, pero no por ello podemos omitir las experiencias más significativas que se han llevado a cabo para comprobarlo científicamente.

Además, hay que considerar el vínculo tan peculiar que se crea entre la música y el compositor, entre la música y el ejecutor, entre la música y el oyente, que encauza la energía, las ideas, las emociones y las sensaciones de quien compone, toca o escucha. Algunos piensan que las emociones que siente el creador de cualquier obra de arte, de alguna manera, se transmiten al oyente, lector o quien contempla su obra, aunque este es un tema que todavía no ha sido muy estudiado.

La música desencadena también mecanismos de reconocimiento y asociación de significados, que actúan sobre nuestro estado fisiológico y puede modificar nuestro estado de conciencia.

Fue a finales del siglo xix cuando comenzaron las primeras experiencias verdaderamente científicas sobre los **efectos fisiológicos** de las ondas sonoras, efectos medibles cuantitativamente.

Sin embargo, pocos estudios científicos se han realizado hasta el presente sobre el poder emocional de la música; es decir, sobre las bases psicofisiológicas de la emoción musical y sobre las aplicaciones posibles de esta emoción.

Desde 1958, sin embargo, algunos investigadores estudian la influencia del ritmo musical sobre el ritmo cardíaco, la frecuencia respiratoria y la tensión arterial. Constatan una reducción de la presión sistólica durante la audición de una música calmante y una subida de esta presión al oír música particularmente animada.

También han comprobado que, con una música calmante, lineal y suave, pueden obtener una disminución del metabolismo de los glúcidos, mientras que el metabolismo basal y el electrocardiograma no manifiestan modificaciones. Se observan también variaciones muy importantes de la presión arterial.

Herbert von Karajan creó una fundación que lleva su nombre para estudiar, precisamente, los efectos fisiológicos de la música. Él mismo se prestó a varias experiencias cuya finalidad era medir los efectos del estrés emocional, provocado por la música, sobre los músicos, y especialmente sobre los directores de orquesta.

Gracias a una serie de aparatos para medir las pulsaciones, la tensión, el ritmo respiratorio y los volúmenes sanguíneos —cerebral, coronario y periférico—, así como la reacción cutánea psicogalvánica del director de orquesta durante un concierto, se ha demostrado que la energía física gastada tenía menos repercusiones sobre el sistema neurovegetativo que el poder emocional de la música.

Los experimentos muestran que, en medio de un concierto, el estrés emocional puede tener como consecuencia una disminución de las reservas coronarias. Como es lógico, la participación emocional es mayor en un músico que está tocando un instrumento o quien dirige el concierto que en una persona que está escuchando la música.

Por lo tanto, hacer música, tocar un instrumento, cantar, expresarse a través de la danza o del movimiento espontáneo producen una emoción, y provocan más efectos fisiológicos que la mera audición de la música, grabada o en directo. Sin embargo, aquí nos encontramos con una diferencia significativa: la música en directo provoca en quien escucha reacciones más intensas que la música «encapsulada», debido a que llegan directamente las vibraciones de los instrumentos y/o de la voz de los intérpretes, además de que el «campo emocional» creado es más profundo, al estar reforzado por las otras personas que también están escuchando. Se ha comprobado también que, dependiendo del tipo de música que escuchemos o interpretemos, se producen cambios en el tono muscular, en la temperatura basal, en el metabolismo y en la secreción de hormonas.

Una melodía suave puede transportar al oyente hacia niveles de relajación que ayudan a coordinar los ritmos del corazón, órgano que tiende a seguir el ritmo de la música que estamos escuchando. Es por ello por lo que la musicoterapia se emplea con bastante éxito en las unidades coronarias y después de intervenciones quirúrgicas, para mejorar el estado físico del enfermo y acelerar su recuperación.

Asimismo, puede modificar los ritmos cerebrales, ya que se produce un cambio en la actividad eléctrica del cerebro. Estos cambios hacen posible acceder a estados de relajación profunda, que pueden incluso provocar estados alterados de conciencia, de los que hablaremos más adelante.

El fisiólogo francés **F. Salpêtrière,** valiéndose del ergógrafo de Mosso, estudió la influencia de la música en la capacidad de trabajo del ser humano, llegando a la conclusión de que los estímulos rítmicos provocados por la música aumentaban el rendimiento físico exigido en determinados trabajos, demorando la aparición de la fatiga. Hoy día, empresas de todo el mundo han incorporado música de fondo en sus oficinas, tiendas, talleres y despachos, reconociendo su función relajante o activadora, según el tipo de música que se utilice, su ritmo y los instrumentos que intervengan en la composición.

Como hemos dicho antes, también provoca cambios en el metabolismo y en la síntesis de algunos procesos enzimáticos. Con determinados sonidos, se pueden inhibir, de forma reversible, estas reacciones, sobre todo las del sistema nervioso. Con una música estridente, por ejemplo, se reduce el nivel de glucosa en sangre, que puede provocar fuertes dolores de cabeza.

Escuchando determinadas músicas, se puede estimular la producción de endorfinas. Estas sustancias naturales producidas en el hipotálamo aportan sensación de bienestar, atenúan el dolor y actúan sobre el cerebro como un tranquilizante. En algunos hospitales del mundo, ya se han realizado intervenciones quirúrgicas utilizando «anestesia musical», cuyo mecanismo de funcionamiento hemos explicado ya.

Científicos de la Universidad Brunel demostraron, en 2008, que escuchar cierto tipo de música, fundamentalmente de los géneros *rock* y pop, aumenta nuestra resistencia al ejercicio físico intenso hasta un 15 %. El estudio fue publicado en la revista *Journal of Sport and Exercise Psychology*.

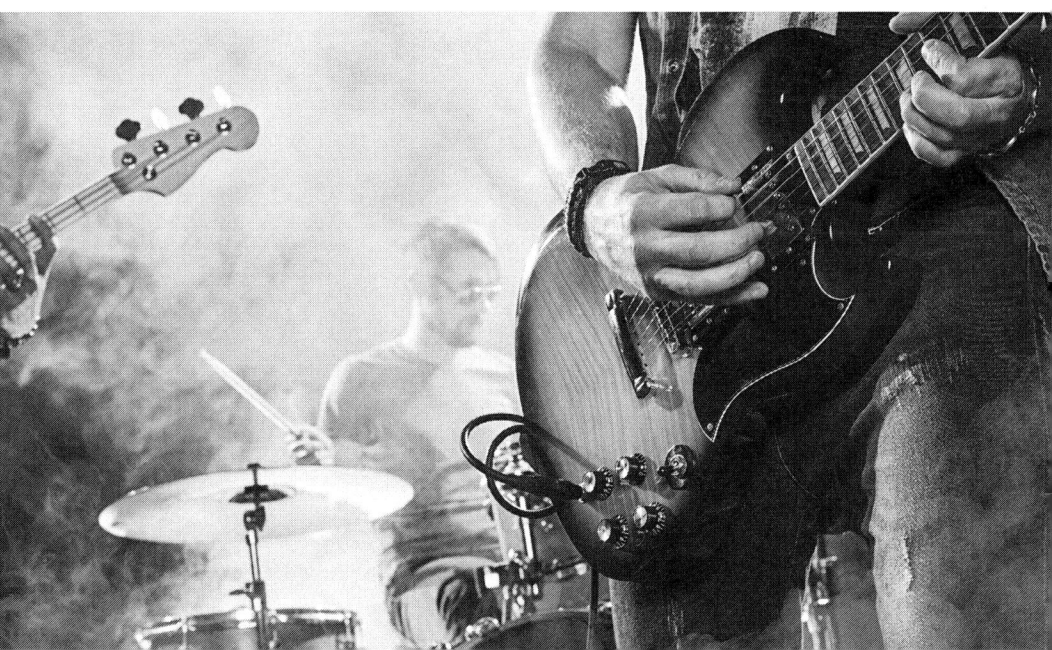

Otros científicos, del Centro Médico de la Universidad de Maryland, han demostrado que escuchar música puede beneficiar al sistema cardiovascular tanto como hacer ejercicio o tomar determinados medicamentos. Analizando la respuesta de los vasos sanguíneos con ultrasonidos, mientras los participantes escuchaban música que les gustaba, **Michael Miller** y sus colegas comprobaron que el diámetro de los vasos, medido en la parte alta del brazo, aumenta un 26 % con nuestra música favorita. En cambio, la música que calificaban como «estresante» hacía que los vasos se contrajeran un 6 %. Los experimentos mostraron también que, escuchando canciones que nos invitan a sonreír o a reír, los vasos sanguíneos se dilataban un 19 %, mientras que la música relajante produce una expansión del 11 %.

En diferentes estudios, se ha encontrado que la música incide directamente en el fortalecimiento del sistema inmunológico; esto debido a la actividad del cerebro que se presenta y al bienestar que se puede sentir, así como al descenso de los niveles de ansiedad.

Experimentos neurológicos llevados a cabo en la Universidad de Florida han demostrado que la música activa más partes del cerebro que cualquier otro estímulo humano y afecta a la química del cerebro; la música que nos resulta agradable hace que liberemos dopamina, una neurohormona producida por el hipotálamo y que se relaciona con el placer.

La música también se ha demostrado como una actividad que facilita **la neurogénesis,** la regeneración y reparación de neuronas, tal y como se sugiere en un estudio de la Universidad de Educación de Nara, en Japón, publicado en 2008 en *Medical Hypotheses*. La «neurogénesis» se define como la formación de nuevas neuronas a partir de células madre neutrales y progenitoras, que se produce en varias regiones del cerebro, incluyendo el hipocampo. Al facilitar la plasticidad cerebral, la música conduciría a esta neurogénesis.

Y, para terminar esta parte referida a los efectos fisiológicos, quiero comentar algo muy curioso y sorprendente que ocurrió en 2015 en Barcelona.

El cantautor Antonio Orozco fue invitado a dar un concierto en el laboratorio de fecundación *in vitro* del Instituto Marqués de Barcelona para los 380 embriones que, en esos momentos, estaban en las incubadoras. A él se sumarían más tarde Álex Ubago y Sharon Corr.

Este concierto respondía a una investigación llevada a cabo por el centro sanitario, en cuya conclusión se señala que la música beneficia el desarrollo embrionario y fetal. El estudio «Impact of exposure to music during in vitro culture on embryo development», que se había presentado en 2013 en la reunión anual de la Sociedad Europea de Reproducción Humana y Embriología (Eshre), demostró que las vibraciones musicales aumentaban un 5 % la tasa de éxito de la fecundación *in vitro* y mejoraban el desarrollo embrionario. Como resultado del estudio, desarrollaron un método que incluye incorporar música en todas las incubadoras de embriones, comprobando que las vibraciones musicales remueven los medios de cultivo en los que nada el óvulo, producen un reparto más homogéneo de los nutrientes que necesita y dispersan los productos tóxicos que se producen.

Para Antonio Orozco, fue su concierto más impactante y, *años más tarde*, se ha encontrado con algunos de aquellos embriones, hoy niños y niñas, cuya música alimentó sus primeros momentos de vida.

1.4 EFECTOS PSICOLÓGICOS DE LA MÚSICA

No olvidemos que la audición de un sonido musical supera a la fisiología en la medida en que esta no se limita a la percepción de un fenómeno físico, sino que depende, en su interpretación, de **factores psicológicos.**

La «percepción musical», cuya elaboración se efectúa a nivel cerebral, es, esencialmente, un trabajo de análisis y de síntesis de las percepciones sonoras. El «fenómeno musical», propiamente dicho, reside en la manera en la que las frecuencias sonoras se disponen, se entrelazan; es decir, en la combinación de frecuencias altas y bajas, intervalos melódicos y armónicos, en la velocidad y en las variaciones de intensidad.

La frecuencia o **altura** de una música es producida por el número de vibraciones del sonido y se mide en hercios. Generalmente, las vibraciones muy rápidas son un estímulo nervioso intenso y las más lentas tienen un efecto relajante. Por ello, las personas nerviosas o tensas pueden experimentar efectos indeseables por las frecuencias altas, en especial si duran mucho tiempo. Una exposición prolongada a las altas frecuencias puede dañar incluso los nervios de la audición.

El uso de los ultrasonidos también puede tener un objetivo terapéutico: no olvidemos que, en muchos hospitales, se emplea una técnica llamada «litotricia», que se utiliza para romper los cálculos de riñón.

Las vibraciones sonoras de bajas frecuencias tienen una característica muy especial: se las puede oír sin escuchar. La audición de bajas frecuencias lleva a la persona a un estado sofrónico, estado que los fisiólogos llaman «estado de hipovigilancia». Este es uno de los métodos de sofrorrelajación obstétrica. Más adelante veremos cómo las bajas frecuencias son, precisamente, las que, en primer lugar, percibe el bebé en el útero.

En lo que respecta a la **intensidad,** esta depende de la amplitud de las vibraciones, lo que afecta a su volumen y potencia. Puede ir desde lo apenas audible a lo ensordecedor. Un gran volumen de música continua sobre algunos oyentes tiene un efecto satisfactorio de plenitud y produce un sentimiento de protección contra las interferencias físicas o psicológicas. El joven que va oyendo música desde su móvil, y que lo hace de una forma habitual, a un volumen lo suficientemente alto como para oírlo a distancia quizá necesita ese «colchón» sonoro que, a modo de aislante, lo proteja del mundo exterior. Sin embargo, otras personas lo usan para disimular sonidos indeseables o protegerse de un ambiente sonoro agresivo.

La intensidad se mide en decibelios (dB). Si los ruidos o la música sobrepasan una intensidad de 80 a 90 decibelios, pueden provocar un traumatismo sonoro, una lesión en el tejido nervioso. El oído no se adapta bien a los sonidos intensos, lo que hace que se deteriore y, para poder disfrutar de la música, es necesario que el oído se mantenga en perfecto estado.

El placer de escuchar música se crea por la suave y repetida escucha y no por la brutal intensidad del sonido, que puede transformar cualquier música en nociva. Un volumen débil, sin embargo, logra producir sensación de intimidad; refleja quietud, serenidad, lo cual puede producir irritación en un oyente que necesita sensaciones fuertes.

El acústico americano **Charles Paul Boner** afirma que los ruidos urbanos de fuerte intensidad son, en parte, los responsables de desórdenes circulatorios, de pérdidas de audición, de la fatiga y de muchos problemas emocionales. Si los ruidos de las ciudades modernas son dañinos, los del campo o los del bosque, como el ruido de las hojas secas al pisarlas, el murmullo del viento entre las hojas, el sonido del agua o el canto de los pájaros, pueden aportarnos una inmensa calma y relax, siempre que nos detengamos a escucharlos.

Si para la mayoría de nosotros es beneficioso salir al campo a respirar otro aire y escuchar otros sonidos, para la mujer embarazada lo es aún más, ya que su cuerpo y su mente están más sensibles a cualquier estímulo del exterior, tanto los dañinos como los beneficiosos, y necesita sentirse en equilibrio y relajada para proporcionar al nuevo ser un entorno de calma.

El **timbre,** o color tonal, depende de los armónicos presentes en cualquier sonido particular; es uno de los elementos más sugestivos de la música y tiene una significación psicológica profunda, por su poder de asociación.

Es un elemento puramente sensual, que produce en el oyente una impresión agradable o desagradable y nunca intelectual, ya que no estimula mecanismos de defensa.

Cada persona posee su particular timbre de voz que, a modo de huella sónica, es única y reconocible, igual que la huella digital. Hay voces que nos resultan agradables y otras no, y lo mismo sucede con el timbre de los instrumentos. Hay personas que, sin una causa aparente, no soportan determinados sonidos. La misma obra musical, interpretada con distintos instrumentos con timbre diferente, provoca reacciones diferentes.

En la música hay alternancias de tensión-relajación, actividad y descanso. Los tiempos lentos de cualquier composición, las armonías simples y las variaciones leves tienden a suavizar la actividad física y a aumentar la actividad contemplativa.

Por contra, los *staccati,* las armonías complejas o disonantes y los cambios repentinos de dinámica tienden a producir excitación y a reducir la concentración mental.

Además de estos elementos, es preciso hablar de los **factores individuales** de reacción a la música que están ligados a la psicología de cada persona. En efecto, al oír una misma música, se dan tipos de reacciones muy diferentes en función no solo de la cultura y el gusto musical, sino también de la personalidad profunda del oyente.

El oído humano selecciona los sonidos de forma empírica y ordenada, de manera que las estructuras que nacen representan una fiel copia del propio estado de ánimo o estado afectivo de quien está escuchando. Ello es debido a que el fenómeno musical supone no solamente la percepción del sonido, sino también la puesta en juego de otras facultades psíquicas de un nivel más elevado, interactuando con la cultura y los hábitos del oyente.

Otro aspecto importante a tener en cuenta es que la música ocupa un lugar preponderante en la memoria de los seres humanos, y cada melodía es memorizada al mismo tiempo que un acontecimiento, o una persona. Por lo tanto, el recuerdo de uno viene acompañado por el otro.

Así, queda demostrado el **carácter asociativo** de la música, muy utilizado en musicoterapia, y del cual cada uno de nosotros tiene seguramente muchas experiencias. Recordemos, por ejemplo, alguna banda sonora de alguna película que nos guste. Con toda seguridad, al volver a escuchar esa música, podremos recordar con facilidad cuándo y dónde la vimos, con quién y otra serie de detalles organizados alrededor de ese recuerdo sonoro.

El bebé en el útero será capaz de grabar las melodías que escuche y, más tarde, cuando nazca, le servirán de referencia y le harán rememorar los nueve meses de travesía.

Algunos sonidos pueden considerarse desagradables para unas personas y agradables para otras. Así, en la música contemporánea, existen disonancias y agregados sonoros poco habituales en la música clásica, que pueden parecer desagradables a un oyente que no llega a estructurar sus percepciones sonoras, en función de sus «**hábitos auditivos**».

Existen, sin embargo, sonidos incómodos; por ejemplo, el chirriar de los dientes o el de una tiza sobre el encerado, que provocan en casi todas las personas reacciones iguales. Los científicos han demostrado que los sonidos irritan más cuanto más intensos y agudos sean.

La música afecta a los **pensamientos,** a las **emociones,** a los **sentimientos,** a las **sensaciones** y a nuestros **sistemas perceptivos.** A menudo, incide de varias maneras en el nivel de realidad y es capaz de modificar nuestra forma de ver el mundo.

Nos permite atravesar un puente y ver lo que hay «al otro lado», sin por ello alejarnos peligrosamente del aquí y ahora, pues el tiempo y el espacio quedan en un segundo plano cuando la escucha o la interpretación nos absorben.

Quizá es uno de los elementos más poderosos que tenemos para explorar el mundo de las emociones y sentimientos, pues la música deja en nosotros, además de una percepción sensorial, una sensación impalpable y, a la vez, sumamente concreta. Las emociones forman parte integrante de la música; son la llave para entrar en una sensibilidad más refinada, que es portavoz de nuestra dimensión interior. «Música» y «emoción» suelen ser compañeras de viaje; por eso, en algunos pacientes con problemas de memoria, solo afloran más fácilmente los recuerdos en presencia de alguna música que tuvo especial relevancia para ellos.

Tanto si la escuchamos como si la creamos, se convierte en un verdadero **camino** que podemos recorrer, para encontrar espacios íntimos desconocidos y para explorar nuevas dimensiones de nosotros mismos, de nuestra propia vida y de nuestra relación con el mundo que nos rodea.

Tal y como se señala en el estudio publicado en *Reviews in the Neurosciences,* la música puede cambiar la química del cerebro, induciendo la liberación de neurotransmisores como la dopamina y la serotonina, que activan el sistema de recompensa y de liberación de hormonas, lo que aumenta la producción de oxitocina. Esta recompensa bioquímica explicaría el instantáneo placer que sentimos a la hora de escuchar música, incluso aunque esta sea triste. En el estudio, se señala que los niveles de la hormona prolactina aumentan cuando se está triste, un mecanismo de autorregulación con el que cuenta nuestro organismo, lo que produce, a su vez, un efecto psicológico consolador, que sugiere una función homeostática, estabilizadora, del organismo.

La música es uno de los medios que puede permitir que aflore el sentimiento de **pertenencia a un todo,** a una realidad más vasta y compleja, donde mis pequeños problemas de cada día casi desaparecen, no porque se resuelvan, sino porque me siento como si observara el universo desde arriba y los contemplo con otros ojos. A esto hacía referencia el psicólogo **C. G. Jung** cuando hablaba metafóricamente de «ver el valle desde la cumbre de una montaña»; los conflictos se resuelven a menudo, viéndolos desde otra óptica más elevada. ¿Ha tenido esta experiencia alguna vez?

Curiosamente, la música nos acerca al **silencio interior;** se convierte en una cortina que nos aísla del mundo de fuera y, a la vez, permite que nos veamos por dentro, y nos demos cuenta de la correspondencia que existe entre nosotros mismos y los ritmos de la naturaleza, del planeta, de la vida. A ello se debe, en parte, que no solo se vea como forma de arte o de diversión, sino como un espléndido instrumento del que el hombre dispone para los usos más variados: desde la meditación a la terapia.

Por esta razón, la música puede convertirse en camino de crecimiento personal y autoconocimiento; herramienta fascinante para explorar el mundo interior y el exterior, instrumento útil para desarrollar nuestra inteligencia intrapersonal.

Existe, en nosotros, una parte escondida en el inconsciente, más allá de la puerta, que no conocemos y que hay que abrir. Ahí se encuentran mundos de una belleza inmensa que la música puede revelar. Es una vía para establecer un diálogo directo con la realidad que está escondida dentro de nosotros, porque comunica directamente, sin la mediación del intelecto o de la conciencia, a la que se dirigen, en cambio, las palabras.

Y, solo cuando uno se conoce bien a sí mismo, puede convertirse en un ser creativo, capaz de cambiar el mundo que lo rodea.

La música verdadera, no la que traduce ideologías o la puramente comercial, conlleva la expresión de sentimientos y emociones profundos, que duran para siempre, y que nos permiten sentir lo que el compositor sintió, imaginar paisajes en la mente que otros imaginaron antes. Donde hay música, no puede haber sentimiento de soledad. Mucha gente pone música, precisamente para no sentirse sola. Este es uno de los efectos psicológicos que, en algún momento de la vida, todos hemos experimentado y que permite mejorar el bienestar emocional.

Hay otra experiencia común a la que todo ser humano se debe enfrentar a lo largo de su vida: la pérdida de un ser querido, bien sea **pérdida física,** por muerte, **o afectiva,** por separación. Ante esta situación, unos expresan su dolor «hacia fuera», gritando o llorando; en cambio, en otras personas, el grito interior de dolor no puede ser oído desde fuera y, por eso, es todavía más potente. El sufrimiento interior, **el duelo,** puede ser más fácilmente elaborado a través de la música: si escucho una música triste o creada especialmente para recordar la muerte, como las composiciones de réquiem, sintonizo, me sumerjo en ella y, dentro de mí, se produce una catarsis; es decir, comparto mi dolor interior con la música que me llega del exterior y, de esta manera, me libero del peso que me produce la pérdida.

Desde el punto de vista de la musicoterapia, es un error escuchar o cantar aires alegres para disipar la tristeza: esto no da resultado y puede generar una disonancia entre el mundo interior y el exterior que para nada es adecuado. Lo mejor es aceptar el sentimiento y ayudarnos de la música para entenderlo, vivirlo y, más tarde, dejarlo ir.

Actualmente, se emplea la música en el tratamiento de muchas enfermedades mentales; en los problemas de comunicación, como en el caso del autismo; para mejorar el contacto con la realidad en pacientes con procesos de demencia, o para mejorar la resiliencia en las personas que sufren depresión, y a este breve listado de aplicaciones podríamos sumar muchas otras.

1.5 OTRAS CUESTIONES A TENER EN CUENTA

Si a una mujer embarazada se le pregunta si cree que su bebé la oye, dirá, con toda seguridad, que «sí», porque las madres saben muchas cosas de forma intuitiva, y de ello tenemos numerosos ejemplos. Los científicos ahora lo afirman también, pues tienen tecnología que les permite «abrir una ventana» al útero y observar lo que allí sucede.

Todos coinciden en que el bebé , durante su gestación, es un individuo muy sensible, que establece relación intensa con su madre y con el medio exterior.

Por ello, conviene tener en cuenta algunos datos, a modo de recuerdo, para ser más conscientes del proceso que se está desarrollando:

- Durante el periodo de gestación, existe un verdadero **sistema de comunicación entre la madre y el feto.** Es un sistema muy delicado, que puede perturbarse por diversas causas externas o internas: situaciones traumáticas del mundo exterior que rodea a la madre, o factores internos del cuerpo o de la mente de la madre, pueden dificultar esta relación.

  Pero el vínculo también puede mejorarse y nutrirse, y de eso trata este libro: de cómo podemos emplear los sonidos, la música y la voz para reconocer, primero, y aumentar, después, el sistema vincular, durante el periodo evolutivo más importante en la vida del ser humano.

• Es evidente que la música es un agente que produce incondicionalmente en quien escucha un **efecto,** que puede ser tanto **positivo** como **negativo.** Si la música y los sonidos pueden ayudar a preservar el equilibrio humano, los mismos mecanismos pueden agredir, estresar y dañar. Algunos tipos de música que se encuadran bajo el nombre de «*rock* duro» o *heavy metal, crunkcore* y otros pueden resultar poco terapéuticos, debido a varios factores; entre otros, su agresividad, los intensos compases o sus estridentes y penetrantes sonidos, capaces de causar poderosos daños en el delicado órgano auditivo y en el cerebro.

Los ritmos «machacones» y rápidos pueden generar dependencia, actuando como si fueran una droga. Sin embargo, con algunos grupos de adolescentes, se pueden utilizar para liberar agresividad o descargar frustraciones, dentro del proceso de aprendizaje de habilidades para la gestión emocional.

• Según algunos psicólogos, la necesidad de escuchar música a un **volumen excesivo** puede ser indicio de sentimientos de fracaso, impotencia, necesidad de protección o compensación por falta de relaciones familiares o sociales satisfactorias.

La intensidad de la música también puede satisfacer un afán de poder. Con el más modesto receptor de música o con el móvil, quien lo desea puede elevar el volumen de modo que lo perciban incluso las personas que se encuentran a más de un metro de distancia. Si la intensidad supera los 70 dB, los daños en el cerebro pueden ser irreversibles.

Por ello, hay cada vez más jóvenes que presentan **pérdida auditiva.** El placer de escuchar música se crea por la suave y repetida escucha y no por la brutal intensidad del sonido, que transforma cualquier música en nociva.

- La música se dirige a la vez a nuestra parte **física, emocional, mental y espiritual.** Contiene el elemento del ritmo, que actúa a un nivel muy arcaico y visceral; contiene el elemento melódico, que se dirige directamente a nuestra sensibilidad y actúa sobre nuestras emociones; contiene armonía, que aporta orden y estructura a nuestra mente. Al escuchar, interpretar o crear música, podemos entrar en contacto con la parte más sutil de nosotros; ese ámbito de lo numinoso, que trasciende nuestro ego.

- El ser humano **no tiene defensas** ante la música. Al hablar, tenemos la posibilidad de decir lo que no pensamos y expresar lo que no sentimos; sin embargo, ella entra en lo profundo de nosotros y nos conmueve, o nos hace sentir nostalgia, nos hace reír o llorar, sentir miedo o amor...

  ¡Cuántas películas deben una parte importante de su éxito a la banda sonora! Pasan los años y, al escuchar alguna de esas composiciones, mil imágenes pasan por mi mente, escenas de todo tipo, y los sentimientos que viví entonces vuelven a emerger desde las profundidades de mi memoria, y todo ello lo quiera o no lo quiera. El poder de la música no entiende de lógica ni de tiempo.

- Hablando de música, no debemos olvidarnos del **oído,** instrumento principal en el proceso de la escucha. Pues bien, conviene saber que las funciones básicas del oído son tres, según investigaciones del doctor **Alfred Tomatis:** por un lado, la de **equilibrio,** a través del sistema vestibular, que se forma en el feto en las primeras semanas de gestación; otra es la función de **oír,** propiamente, que el feto realiza desde el cuarto mes y medio de gestación, y una tercera, muy importante, pero bastante desconocida, la función de **recarga cortical,** donde el oído transforma los estímulos que recibe en energía neuronal, destinada a alimentar la corteza cerebral.

• Pero el oído no solo sirve para oír, sino también para **escuchar,** lo que supone introducirnos en el universo de lo psicológico y de lo afectivo, pues cada ser humano escucha lo que quiere. Para escuchar, es preciso en primer lugar oír y, después, prestar atención.

Está demostrado que no todos escuchamos lo mismo; en ocasiones, «hacemos oídos sordos» cuando el mensaje que llega no nos gusta, o nos exige abandonar algo que estábamos haciendo y nos divertía, o nos va a provocar una reacción que no queremos.

• Las últimas investigaciones en materia de **sensorialidad fetal** nos muestran no solo que el feto percibe numerosas sensaciones, sino que estas son esenciales para su crecimiento y contribuyen a su desarrollo armónico.

Todos los resultados conseguidos hasta ahora llevan a las mismas conclusiones. Son los estímulos sensoriales recibidos por el bebé en formación los que permiten que su cerebro se vaya desarrollando con normalidad o, si se prefiere, lleve a cabo su «programa». La herencia genética es como un marco, pero solo puede realizarse plenamente cuando recibe los estímulos adecuados y en el momento adecuado.

• El **bebé en el útero** no es un pasajero pasivo. Interacciona con el ambiente y aprende a vivir en él. Le llegan descargas de adrenalina que provocan turbulencias en la navegación; le llegan tensiones traducidas en un ritmo del corazón de su madre que se acelera; le llegan también alegrías y sentimientos de plenitud y felicidad, acompañados por descargas hormonales de endorfinas, que lo ayudan a navegar más confiado y feliz. De alguna manera, «comparte» con su madre todo un mundo emocional, además de biológico.

Casi todos los procesos de acción y reacción que se desarrollan en el útero van a condicionar el futuro carácter del niño. En estos nueve meses de travesía, se pueden encontrar principios de corazas emocionales, depresiones, fobias, capacidad o incapacidad de adaptación al ambiente, armonía con el ritmo propio o necesidad de adaptarme al ritmo de otro, confianza o desconfianza, etc.

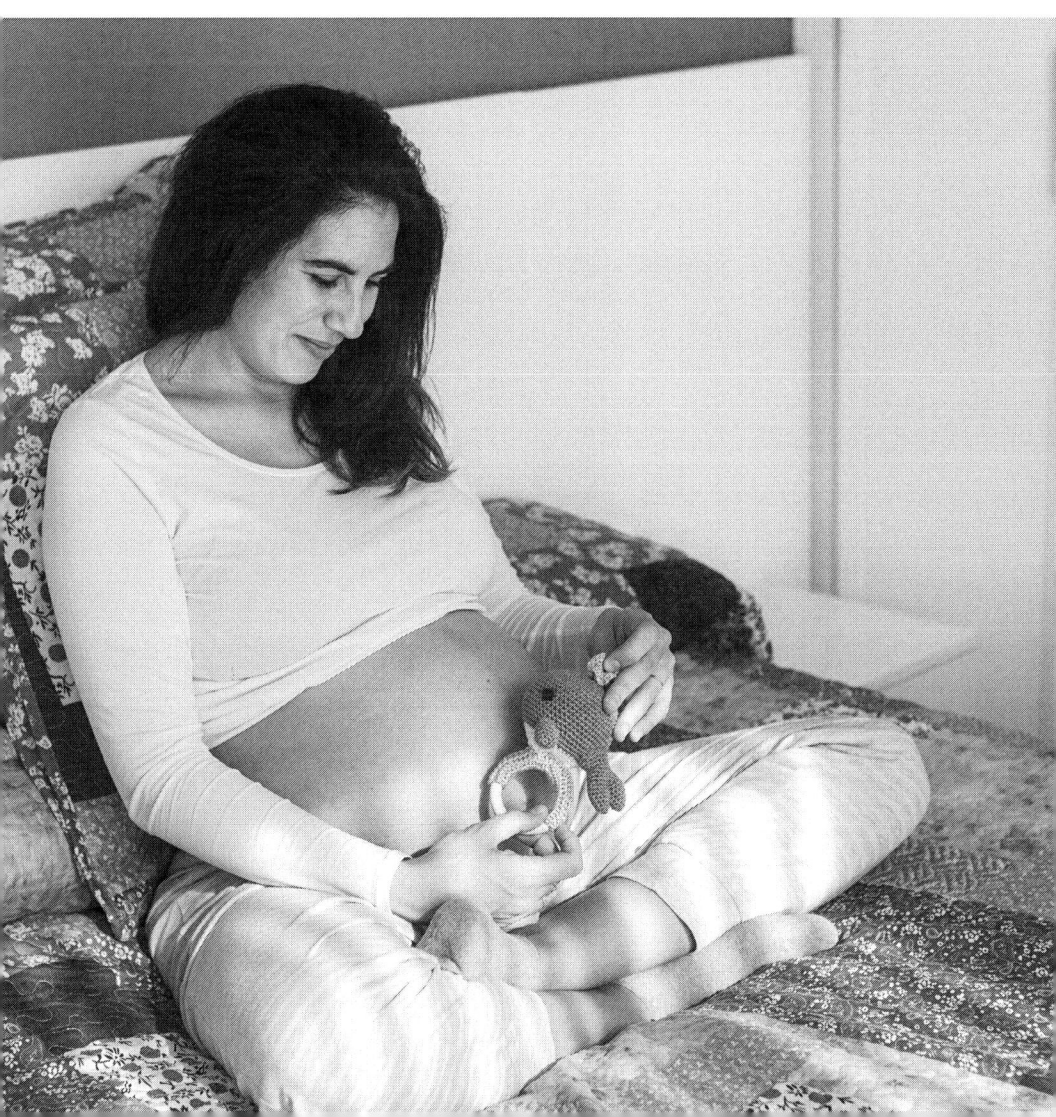

RECUERDE

- El primer testimonio histórico de la influencia terapéutica del sonido y la música en el ser humano lo encontramos en unos papiros egipcios descubiertos en 1988, los Papiros de Lahun, a los que se les atribuye una antigüedad de cuatro mil quinientos años.

- Los griegos fueron los primeros que aplicaron, de forma sistemática, la música como un medio curativo o preventivo, que además podía y debía ser dosificado, pues sus efectos sobre el estado físico y mental de una persona eran predecibles.

- Hoy día, la musicoterapia es carrera universitaria en más de veinte países del mundo y su aplicación práctica se realiza con éxito en diversos ámbitos (educativo, hospitalario, asistencial y otros), tanto en la prevención como en el tratamiento de numerosos y variados problemas.

- Principales efectos fisiológicos de la música: modifica el ritmo cardíaco, la frecuencia respiratoria, la tensión arterial, el metabolismo de los glúcidos, el tono muscular, la secreción de hormonas, los ritmos cerebrales y el rendimiento físico y mental.

- La percepción sensorial y la respuesta emocional van a depender de factores psicológicos individuales: por un lado, de la altura, velocidad, intensidad, timbre, intervalos armónicos y melódicos presentes en la música y, por otro, de la cultura y los hábitos auditivos.

- La música afecta a nuestros sentimientos, pensamientos, sensaciones, emociones y sistemas perceptivos y es capaz de modificar nuestra forma de ver el mundo.

- La música puede llegar a ser un camino hacia lugares desconocidos de nuestro interior, convirtiéndose en un medio de autoconocimiento y crecimiento personal.

- La música se dirige a la vez a nuestra parte física, emocional, mental y espiritual, gracias al ritmo, la melodía y la armonía, que actúan sobre nuestras diferentes dimensiones.

- Durante el periodo de gestación, el organismo de la madre se constituye en el «ecosistema» del bebé, donde él es un ser independiente y, a la vez, forma parte del organismo materno.

- En los estudios sobre sensorialidad fetal, se nos dice que el bebé es receptivo a las condiciones afectivas y fisiológicas de la madre, y que las sensaciones que percibe son necesarias para su crecimiento y desarrollo armónico. El bebé en el útero no es un ser pasivo, sino que interacciona con el ambiente y aprende a vivir en él.

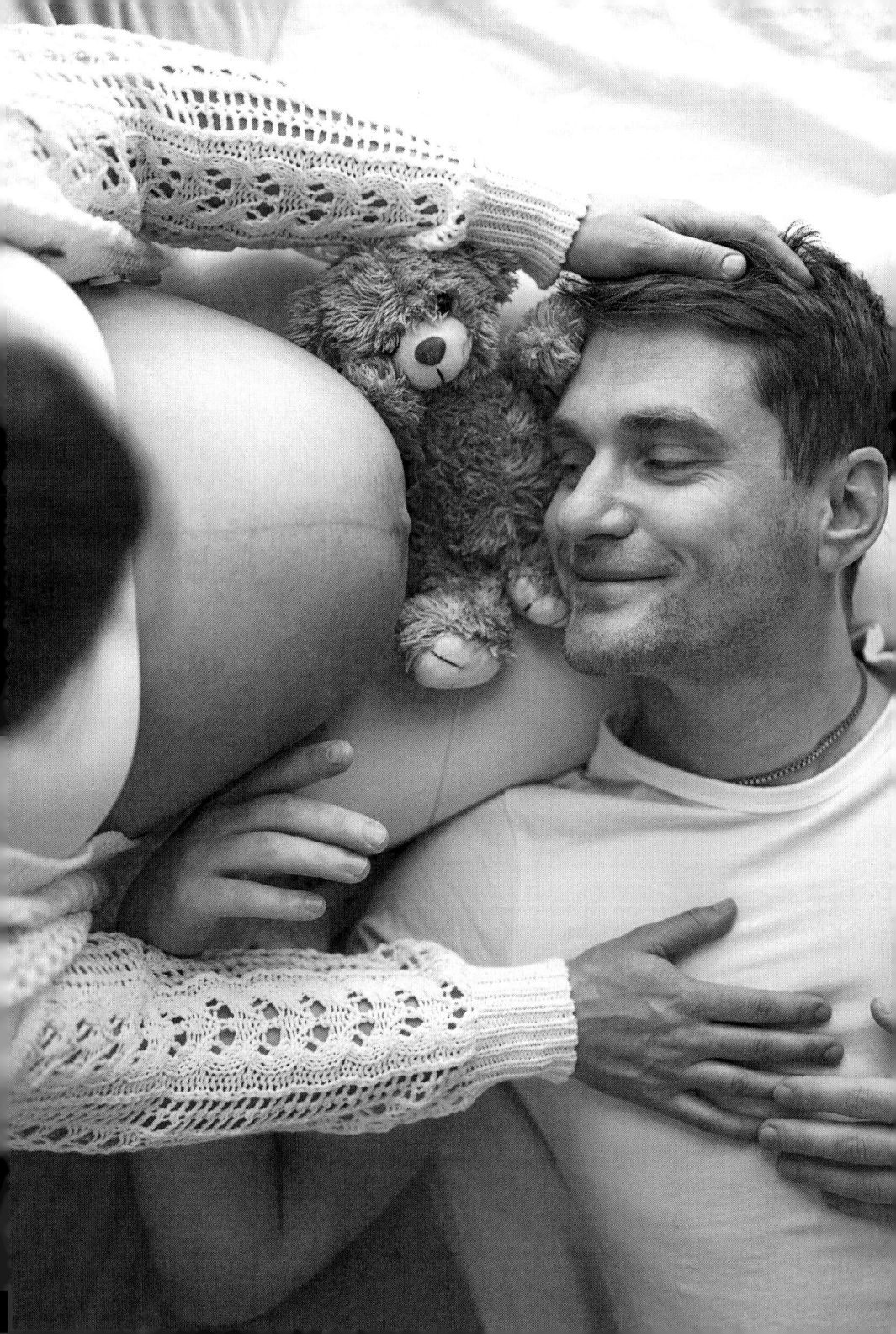

2

VIAJE AL FONDO DEL MAR
(−9 MESES A 0 AÑOS)

Hace unos años me preguntaron:
«¿Cuándo conviene comenzar
el estudio de la música?».
Respondí: «Nueve meses antes del nacimiento».
Pero hoy respondería: «Nueve meses antes
del nacimiento de la madre».

(Zoltán Kodaly, 1966)

2.1 EL DESARROLLO DE LOS SENTIDOS

El «desarrollo prenatal», como etapa en el interior del útero de la madre, tiene una duración de unas cuarenta semanas. Comienza con la fecundación; le sigue el periodo germinal, durante las dos primeras semanas; continúa con el periodo embrionario, que llega hasta finales del segundo mes y, después, con el periodo fetal, que comprende las fases de desarrollo, que abarcan desde el tercer mes de gestación hasta el momento en que tiene lugar el nacimiento.

Los latinos decían que el *fetus* era el «cargado de fruto», es decir, «lleno de posibilidades»; por eso, voy a mantener a lo largo del libro este término de tan hermoso significado y utilizándolo para referirme a cualquiera de las etapas de su desarrollo, a partir del segundo mes de gestación.

Este proceso de desarrollo del niño por nacer ha despertado la curiosidad de muchas personas: unos, porque iban a ser padres y querían saber, como es muy lógico, qué es lo que pasaba dentro del claustro materno durante esos nueve meses. Otros, por interés científico, han desarrollado tecnologías y diferentes tipos de pruebas que les permiten ir descubriendo la vida cotidiana del feto, con bastante precisión, pudiendo detectar cualquier problema en su desarrollo.

Unos y otros se muestran sorprendidos por la intensa actividad fetal, que demuestra una gran interacción con el medio, y poco a poco van aceptando lo mucho que se le puede ofrecer al ser en formación, más allá de la mera supervivencia.

¿Podríamos hablar de «calidad de vida» en el útero? Quizá no fuera una mala idea, pues es una palabra que vamos incorporando a nuestro vocabulario —«calidad de vida laboral», «calidad en las relaciones», «gestión de calidad»...—, concepto que sugiere una situación óptima en referencia a la palabra que acompaña.

Motivada por este interés, la revista *Newsweek* realizó una tirada especial, durante el verano de 1991, dedicada al crecimiento del niño durante su etapa prenatal. Voy a transcribir algún fragmento de los artículos que en ella aparecieron y que expresan la inquietud del mundo científico por saber más y más de este «periodo oculto» del ser humano:

En los últimos veinticinco años los científicos han descubierto que los recién nacidos pueden aprender, recordar y reconocer. La vida en el útero representa el próximo paso para el estudio del desarrollo humano, y estas primeras exploraciones se han hecho a través de ultrasonidos, cámaras especiales y micrófonos en miniatura que han ayudado en los nuevos descubrimientos. Los datos aportados han sido utilizados de formas muy diversas; incluso algunas personas han creado universidades prenatales, con el fin de enseñar al niño por nacer palabras, números y letras.

No voy a comentar aquí estas afirmaciones expresadas en la revista, porque prefiero tratar el tema más extensamente al finalizar este capítulo, de cara a permitir al lector adentrarse primero en ese mundo fetal y ser, de alguna manera, testigo de lo que este siente y percibe. A raíz de esta información, cada persona estará en situación de juzgar sobre la conveniencia o no de la estimulación cognitiva dentro del útero.

Vamos a adentrarnos ahora en descubrir cómo se desarrollan los sentidos en esta etapa.

Desde la Antigüedad, hasta bien entrado el siglo xx, se entendía que el feto no tenía capacidad de interactuar ni de recibir estímulos que pudieran ser incentivados o potenciados dentro del marco del aprendizaje. Pero la embriología y las investigaciones científicas realizadas, sobre todo, a partir de los años ochenta del siglo xx, han transformado el viejo paradigma, demostrando las capacidades tan maravillosas del feto como un ser profundamente sensible, que comienza a formar vínculos con el mundo exterior desde esta etapa de su desarrollo. Asimismo, los estudios sobre bebés prematuros han demostrado que el feto es centro de percepciones y sensaciones múltiples.

Dichas investigaciones nos permiten constatar que las vivencias emocionales de la madre se graban profundamente en el bebé prenatal, el cual comparte las emociones de su madre.

Estas emociones se transmiten mediante las hormonas del estrés (adrenalina y catecolamina) o de la tranquilidad (endorfinas u oxitocina), que crean en el bebé prenatal estados fisiológicos correspondientes a las emociones maternas. Si estos estados se repiten a menudo, crean disposiciones en su temperamento, la parte genética de la personalidad.

Investigaciones recientes sobre sensorialidad fetal corroboran esta visión: «No solamente el feto percibe numerosas sensaciones, sino que estas son esenciales para su crecimiento y su desarrollo armonioso» (Relier, 2006).

Carl Gustav Jung, padre de la psicología transpersonal, fue el primer psicólogo que se atrevió a hablar de «experiencias embrionarias» y expresó a sus colegas su convencimiento con respecto a la acumulación de conocimientos desde la vida intrauterina.

El estudio de la sensorialidad fetal consiste en comprender, por un lado, en qué momento se establecen los distintos soportes anatómicos de las percepciones sensoriales y, por otro, de qué manera estas se van volviendo, progresivamente, funcionales.

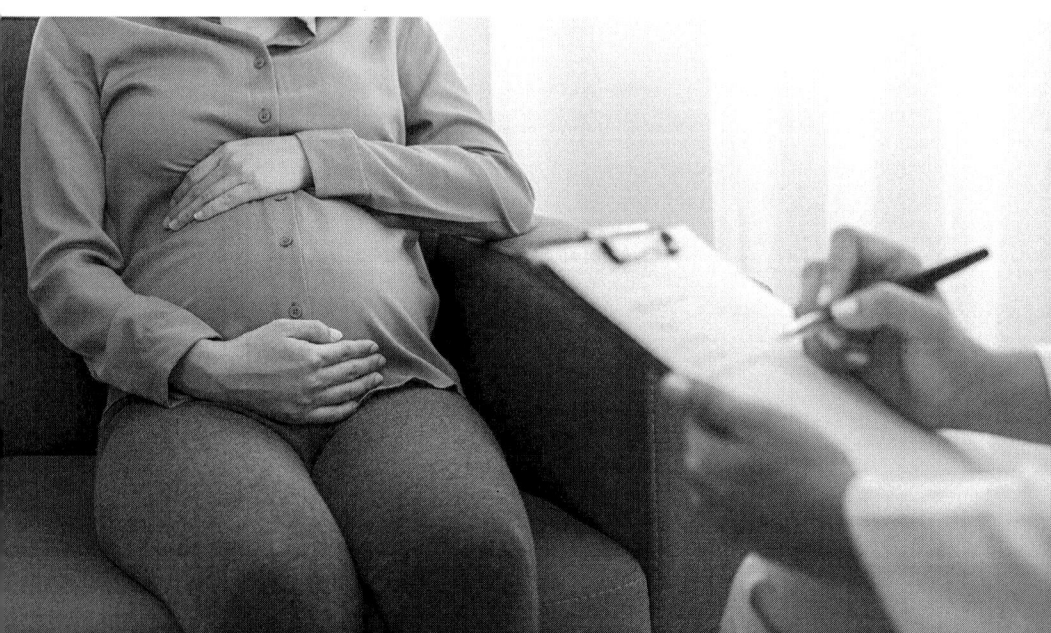

Vamos a ver lo que sucede con los diferentes sentidos, desarrollando más a fondo el tema que centra nuestra atención en este libro: la audición.

En los fetos, los sentidos entran en acción con una secuencia preordenada: tacto (tacto manual o sensibilidad cutánea), olfato, gusto, equilibrio (aparato vestibular), audición y visión. La equilibriocepción, o «sentido del equilibrio», es uno de los sentidos fisiológicos del ser humano. Aunque suele incluirse en la audición, es importante destacarlo al hablar de desarrollo fetal. Este sentido nos permite, a humanos y animales, caminar sin caernos. Dejando a un lado el sentido ocular, el resto de los sistemas se crea muy pronto, concretamente antes de las ocho semanas de vida del feto. Es por ello que tanto la calidad de información sensorial como la nutricional que adquiera el bebé, en dicho periodo, es esencial.

Con respecto al **tacto,** hoy sabemos que la percepción táctil aparece ya en la octava semana después de la concepción. En el feto, los receptores del tacto se originan en la zona de la boca y, en pocos meses, se extenderán por toda la superficie del cuerpo; las conexiones con la corteza cerebral estarán listas hacia la vigesimosegunda-vigesimocuarta semana. Desde este momento, el feto tiene sensibilidad táctil en todo su cuerpo y su piel es constantemente masajeada por el músculo uterino y la pared abdominal.

En la décima semana, si hacemos cosquillas en la nariz del bebé, este moverá la cabeza hacia atrás, para alejarse del estímulo. Entre las semanas duodécima y decimosexta, si el pie o la mano le roza el cuerpo, él se sacude hacia atrás de un modo descoordinado, pero, a las 24 semanas, ya solo mueve la parte que se toca. A las 16 semanas, con solo 12,5 milímetros de largo, el niño puede usar las manos para agarrar, puede nadar y hasta dar volteretas.

La formación de la **sensibilidad cutánea** es progresiva. Aunque no podemos afirmar categóricamente que el embrión es sensible a partir del segundo mes de embarazo, tampoco podemos afirmar que no siente nada.

En los últimos años, se ha producido un enconado debate sobre el punto de la gestación en que el feto tiene conciencia y es capaz de sentir dolor. Parece imposible, pero el dolor del feto y del neonato fue reconocido solo a finales de los años ochenta. No obstante, está claro, según las investigaciones del doctor **Carlo Bellieni,** que los prematuros nacidos a las 23-24 semanas sienten dolor. Y los cambios hormonales, después del estímulo doloroso, han sido demostrados en los fetos de 20 semanas o poco más.

Un panel de expertos británicos reunidos a finales del siglo pasado han afirmado que es imposible que el feto sienta dolor en las primeras 26 semanas del embarazo. Pero estas conclusiones no han sido compartidas por todos. Algunos científicos defienden, como mínimo, la decimotercera semana; se detectan entonces los primeros impulsos eléctricos en el encéfalo. Otros, en cambio, afirman que esta conclusión es demasiado rotunda. El informe del panel de expertos recomienda, de todas formas, que se utilicen analgésicos o anestesia en el caso de pruebas o intervenciones quirúrgicas a partir de las 24 semanas de embarazo.

Vivette Glover, experta en procesos biológicos relacionados con el estrés, apunta la existencia de conexiones provisionales creadas a las 20 semanas de gestación, entre las neuronas que transmiten las sensaciones de dolor con la corteza cerebral. Glover cree que la conciencia del dolor se desarrolla gradualmente a partir de ese momento. En algunos estudios se demuestra que los fetos, ante un pinchazo, hacen muecas, cierran los puños y/o retiran las piernas.

Investigaciones realizadas con bebés nacidos de abortos espontáneos han demostrado que, a partir de la séptima semana, el embrión reacciona si se le roza el labio superior; a la décima semana y media, reacciona si se le toca la palma de la mano; a la undécima semana, al tocar la cara y las extremidades.

Cada sensación, que al principio es confusa, se va precisando con la experiencia, que a su vez provoca el desarrollo y la modificación de los circuitos nerviosos.

Pero debemos tener en cuenta que la piel no solo tiene la función de proteger, separar, recopilar sensaciones y percibir las características de una gran parte de elementos externos, sino que también sirve para comunicar, para transmitir emociones.

Otras investigaciones más recientes han demostrado que el cuerpo humano tiene una red neuronal especializada en interpretar la carga emocional de las **caricias.** Investigadores de Suecia y Canadá han descubierto que estos nervios especiales discurren en paralelo a los canales principales del tacto y las sensaciones cotidianas, pero son independientes y su información solo se mezcla en la zona del cerebro donde se elaboran las emociones.

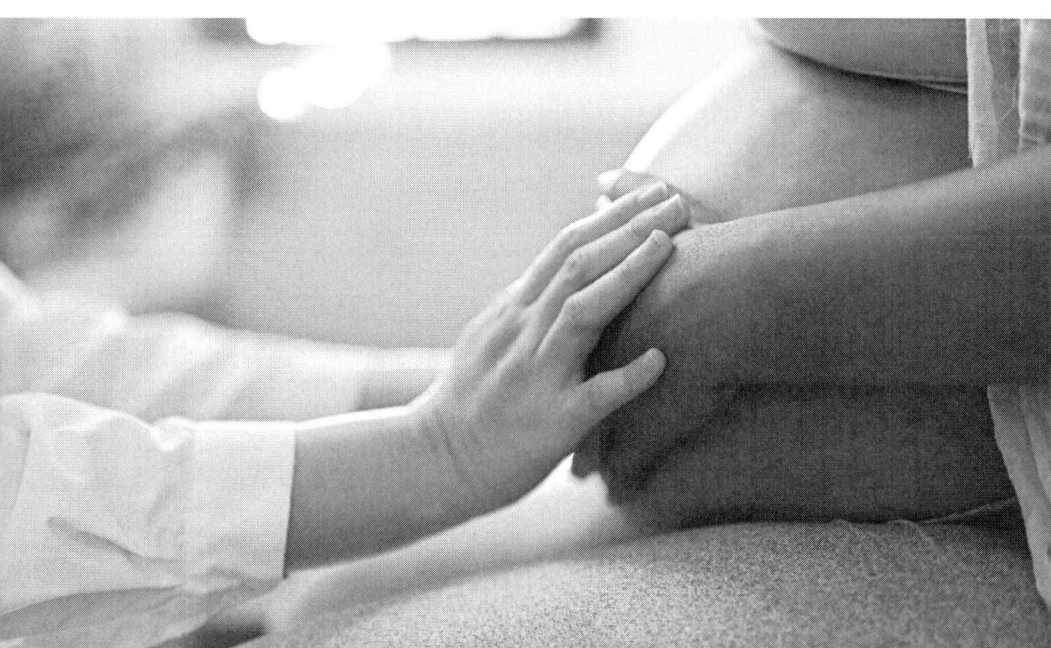

Esta red se activa solo cuando perciben amor, lo cual nos está indicando la importancia que la naturaleza otorga a la ternura. También permite al feto percibir el amor de sus padres, aun antes de nacer, y constituye el fundamento de las relaciones humanas afectivas, de pareja, familiares y sociales. Los nervios especiales que procesan las sensaciones relacionadas con el amor se desarrollan durante el octavo mes de gestación, lo que permite que el feto sea ya capaz de interpretar una caricia.

Al parecer, los fetos que sienten las caricias de su madre nacen con una mayor maduración y con un mejor desarrollo. Asimismo, las caricias hacen que disminuya la incidencia de partos prematuros y potencia la creación de conexiones sinápticas que, *a posteriori,* incidirán en la evolución del bebé, reforzando también su sistema inmunológico. Por eso, es importante habituar al feto para que diariamente reciba masajes, pues la madre que acaricia su vientre está invitando a su bebé a acercarse al lugar donde está su mano, lo que provoca un hermoso contacto a un lado y otro de la pared uterina.

El uso terapéutico del tacto, denominado **haptonomía,** fue creado por el médico alemán **Frans Veldman.** Esta técnica permite vivir una relación de ternura mientras el bebé se encuentra en el útero, favoreciendo el desarrollo de lazos afectivos entre la madre, el padre y el hijo. Esta relación transforma la vivencia del embarazo y establece un contacto íntimo, gracias al cual los padres aprenden a acompañar activamente al feto, guiándolo durante su entrada al mundo en el momento de nacer.

Su aplicación es muy beneficiosa para el momento del nacimiento y la acogida del niño, así como para la construcción de los vínculos afectivos. Por fortuna, cada día se extiende más la aplicación de esta técnica, tanto en hospitales públicos como en centros privados, demostrando su utilidad para un adecuado desarrollo emocional.

El feto está dotado de una sensibilidad química; es decir, percibe **gustos y olores** dentro del vientre materno. Se sabe que las zonas olfativas del cerebro son las que primero se desarrollan por completo, ya que sufren un proceso de mielinización más precoz, debido a que este es, filogenéticamente hablando, el más arcaico de los sentidos, como lo demuestran las numerosas experiencias realizadas.

Es importante recordar que la alimentación de la madre influye en la composición del líquido amniótico, siendo muy diferente su olor y sabor en función del tipo de dieta alimentaria propia de un país, región o cultura. Se ha descubierto que las especias, por ejemplo, aportan sabores y olores característicos que el niño reconocerá más tarde, al nacer. Cada madre «huele» de forma especial y, como mamífero, al nacer, buscará y reconocerá a su madre por el olor, además de otros parámetros, como la voz, del que hablaremos más adelante.

El feto tiene desarrollada la pituitaria y, por tanto, es capaz de distinguir entre varios olores y establecer, mediante el sentido del olfato, patrones de aceptación y de rechazo. **David Chamberlain,** presidente de la Asociación Americana de Psicología y Salud Pre y Perinatal, piensa que el olfato, para realizar aquellas funciones que le son propias, en los fetos, no necesita la presencia de aire. Establece que existe una compleja interacción químico-sensorial de receptores en el útero. Por ello, concluye que el feto puede reconocer olores y es capaz de aprender de la información que recibe a través de este sentido.

El feto es también capaz de apreciar el sabor del líquido amniótico desde los tres meses. Dado que traga este líquido, diversos experimentos han demostrado que se puede hacer variar su índice de deglución al doble, introduciendo artificialmente en dicho líquido una sustancia azucarada, y que bastaba con agregar un aceite con mal sabor para que este índice disminuyera, lo que provocaba además en el feto una mueca de desagrado.

Al tercer mes de vida intrauterina, aparecen las papilas gustativas. En la punta de la lengua, en los bordes laterales y en la parte posterior de la V lingual, se encuentran ya unos receptores que lo posibilitan y que sirven para distinguir lo amargo de lo dulce, lo salado y lo ácido. El número de yemas gustativas irá en aumento, hasta el momento del nacimiento.

También el **sistema vestibular** se desarrolla muy temprano. Desde el primer mes, se inicia la fabricación del laberinto membranoso y la parte vestibular aparece a partir de la quinta semana. El laberinto está terminado alrededor de la séptima semana. Gracias a él, podemos saber si estamos tumbados, erguidos, quietos o en movimiento. Desde la octava semana, empieza la inervación del oído interno, y su maduración prosigue hasta el sexto mes de gestación, momento en que la mielinización está avanzada y el sistema es completamente funcional.

La puesta en marcha del vestíbulo marca el inicio de la motricidad y de la sensibilidad del pequeñísimo embrión. Esto es muy importante, pues algunos investigadores sugieren que los movimientos fetales serían las estructuras en acción para el desarrollo de la función psíquica.

Cuando la madre camina, por ejemplo, produce un movimiento que acaricia la piel del bebé y le produce unas sensaciones táctiles y, al mismo tiempo, estimula su sistema vestibular, encargado de controlar el equilibrio. Ese balanceo es muy importante para su desarrollo, puesto que le permite experimentar el movimiento. Los receptores de sensibilidad cutánea están situados en la membrana basal de la epidermis, y las vías nerviosas, poco a poco, se van estableciendo para conducir la información hasta la médula espinal y el cerebro.

Cualquier mujer embarazada ha notado que, cuando ella se mueve, el feto está quieto, y que empieza a moverse justamente cuando ella se sienta o se tumba. Por ello, la madre debe distribuir convenientemente los periodos de actividad y de reposo, para que su futuro hijo tenga las estimulaciones adecuadas y pueda ejercitar el equilibrio recién estrenado. Aquellos que son privados del movimiento, por razones de salud de la madre, pueden retrasar su desarrollo sensoriomotor.

El futuro bebé parece un acróbata en el líquido amniótico y, así, desarrolla sus sensaciones propioceptivas y cenestésicas. Aprende a danzar y sincronizar al ritmo de las pulsaciones cardíacas y de la respiración materna.

A la séptima semana, se mueve espontáneamente; a la undécima, abre y cierra la boca; en la duodécima, se agarra las manos, frunce el ceño, hace muecas y se chupa el dedo.

El **sistema auditivo** está completo aproximadamente en la semana 24. A partir de este momento, el feto se moverá en respuesta al sonido, tacto y luz y, según el psicólogo **Darwin W. Muir,** de la Universidad de Ontario, comenzará a unirse al mundo exterior. De ello hablaremos más extensamente en el próximo capítulo.

Respecto a la **visión,** diremos que, a partir de la decimosexta semana, el feto es sensible a la luz, aunque los ojos no se abren hasta las 26 semanas y, desde ese momento, el feto los cerrará o los abrirá al dormirse o al despertar. En diversos estudios, se afirma que los bebés en el útero son capaces de reaccionar ante estímulos luminosos y pueden abrir o cerrar los ojos ante la voz de una persona, o moverlos en dirección a la fuente sonora o la luz de una linterna.

Los párpados, formados en el tercer mes, permanecen unidos hasta el sexto mes, momento en el que el feto puede parpadear, abrir y cerrar los ojos. La coordinación ocular también se comprueba precozmente. Pero no hay que olvidar que la cavidad en la que se desarrolla el feto se encuentra privada de luz y que, además, el ojo fetal —al igual que el del recién nacido— «adolece» de una extrema hipermetropía. Por estos motivos, no puede hablarse de «experiencia visual» en la vida intrauterina, si bien este sentido será, como veremos, uno de los principales organizadores del psiquismo infantil en la vida posnatal.

Después de la semana 32, el feto pasa la mitad de su tiempo en la fase que llamamos «de movimientos rápidos del ojo» (REM), que coincide con el estado del cerebro asociado a los sueños. ¿Con qué sueña el feto? No lo sabemos. ¿Quizá sueña con su madre, mientras su madre sueña con él?

Si el feto siente un ruido, cambia de fase, abandona los REM y pasa a un estado de sueño plácido. Sabe también cuándo su madre toma baños de sol, aunque esto no lo perturba.

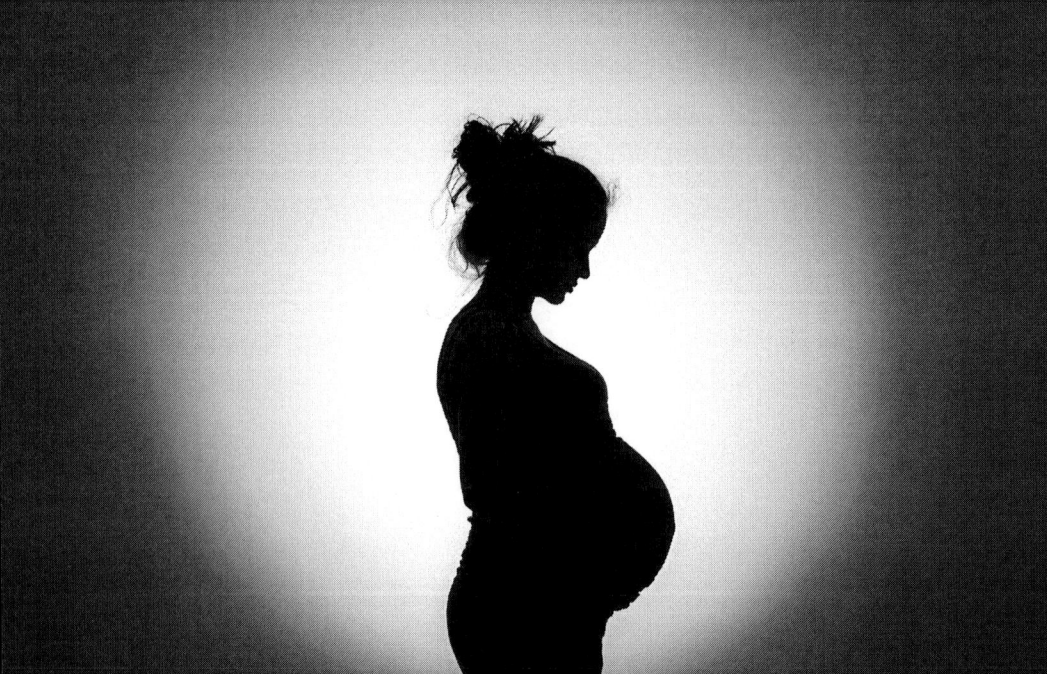

La luz penetra a través de la pared del útero, pero de forma poco clara. Se necesita una intensidad bastante fuerte del rayo luminoso para que el feto responda a este estímulo. Se han observado variaciones espectaculares en el ritmo cardíaco del feto cuando llega una luz potente proyectada sobre el vientre de la madre.

Podemos decir que comienza la visión en el momento de nacer.

A partir del séptimo mes, el feto ya utiliza los cinco sentidos: vista, oído, olfato, gusto y tacto; por lo tanto, el desarrollo de los sentidos evidencia la capacidad para obtener información de su entorno intra y extrauterino y le permite, a través del sistema nervioso y muscular, aprender y responder a variados estímulos.

En las investigaciones científicas y psicológicas de estos últimos decenios, se confirma la intuición milenaria de las mujeres: el niño *in utero* es un ser sensitivo, sensible, que reacciona, porque, desde su concepción, las células se informan, al mismo tiempo que se forman. Como vemos, todos los sentidos contribuyen a formar una urdimbre que sirva de vínculo estrecho y de comunicación entre el hijo y su madre.

2.2 LA PERCEPCIÓN SONORO-MUSICAL: ¿CÓMO OYE?

Toda percepción tiene, en general, dos funciones.

Por una parte, el órgano sensorial se comporta como un analizador de la impresión que recibe, a la que es específicamente sensible. El oído capta estímulos sonoros; los distingue, los reconoce, lo que permite al sujeto, con ayuda de la experiencia, enumerarlos. Pero esto no es más que una aproximación pues, en realidad, el sujeto no identifica la percepción ni la sensación, sino la naturaleza de la fuente; no piensa tanto en caracterizar el sonido estridente del silbido como en comprender que el tren que lo produce se aproxima y se mueve en el espacio sonoro que puede percibir.

Por otra, el órgano sensorial informa al sujeto acerca del mundo circundante, permitiéndole:

- Situarse en relación con la fuente emisora de impresiones y, por tanto, localizarla, apreciar su distancia y su naturaleza.

- Organizar el campo perceptivo, construirlo, limitarlo, estructurarlo por medio de puntos de referencia, hacer de él un espacio orientado.

- Moverse dentro de ese espacio con conocimiento de causa.

Lo mismo ocurre con las percepciones sonoras que envuelven al sujeto. El doctor **Alfred Tomatis** dice, en consecuencia, que el oído es como una antena abierta a los ruidos, una herramienta de sondeo y de control.

Vamos a centrarnos ahora en el desarrollo de la **percepción auditiva.** Actualmente se considera que es, precisamente, a través de los sonidos, como el feto recibe una información más rica y variada, tanto del universo acuático que lo rodea como del universo exterior, aéreo, al que llegará cuando complete su periplo de nueve meses. Por ello, es un campo de experimentación muy desarrollado, que se enriquece continuamente con numerosas investigaciones.

2.2.1 ¿Cómo funciona el oído? ¿De qué partes se compone?

Es un órgano de gran complejidad. Esquemáticamente, se distinguen tres partes:

- Una **parte externa,** compuesta por el pabellón de la oreja, que se forma en el feto a los 25 días, y el conducto, que termina en la membrana del tímpano, que se completa hacia el nacimiento. El conjunto es una especie de tubo acústico que, durante la gestación, está ocupado por secreciones sebáceas, vérnix caseosa y células de descamación epitelial.

Los estímulos sonoros son recolectados por el pabellón y se internan dentro del conducto.

Algunos animales tienen un pabellón móvil, lo que les permite orientarlo hacia la fuente sonora para captar mejor sus efectos. En el ser humano, el pabellón está fijo, pero los repliegues que lo componen ofrecen a las ondas sonoras planos de reflexión, que nos indican el lugar de donde emanan los sonidos. Las ondas que el pabellón puede recibir constituyen el campo auditivo, que nos permite localizar las fuentes sonoras con mayor precisión.

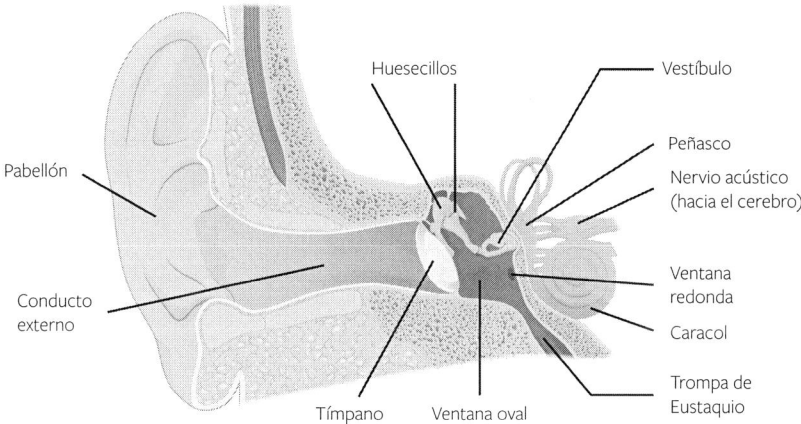

- El oído medio es, aparte del elemento de recepción, el de transmisión. Está constituido por una cadena de huesecillos; del exterior al interior se encuentran, en este orden, el martillo, el yunque y el estribo, nombres que indican su forma y su función. Los dos huesecillos de los extremos se apoyan: el martillo, en la membrana del tímpano; el estribo, en la membrana interna, llamada «ventana oval». Las dos membranas pueden deformarse: la del tímpano, por efecto de la onda sonora que la percute, después de haber penetrado en el pabellón y en el conducto auditivo; la membrana interna, por la acción de los desplazamientos de la cadena de huesecillos, provocados por la membrana del tímpano y, por tanto, por el martillo.

Esta cadena es muy ligera, pues permite que la ventana oval se acomode bajo la acción de la onda sonora exterior. La membrana cierra una cavidad, la del oído interno, que contiene un líquido. El oído medio es, por tanto, un conjunto de órganos que constituyen un sistema deformable, que desempeña una función de freno.

A los 38 días de gestación, el embrión ya tiene formados dos de los tres huesecillos del oído medio y los pabellones de las orejas se continúan formando.

• El **oído interno** está compuesto por dos órganos: el vestíbulo, que no entra en juego en la audición, sino en el equilibrio, la estática del individuo, y que aparece en el feto a partir de la quinta semana, y el caracol, órgano de la audición. Estos dos órganos forman el «laberinto», término que describe bien su forma. Desde el primer mes de gestación, se inicia su formación. Las terminaciones del nervio auditivo se bañan en el líquido que contiene el caracol; se presentan como «pelos auditivos» y forman los órganos de Corti, que transforman las vibraciones sonoras en impulsos eléctricos.

La endolinfa recibe, por medio de la cadena de huesecillos y de las deformaciones de la membrana de la ventana oval, vibraciones que llegan a los pelos auditivos. De cada órgano de Corti parten fibras que se reúnen para formar el nervio auditivo. Este lleva los impulsos al cerebro, que integra estas sensaciones auditivas y las transforma en percepciones reconocidas, juzgadas, analizadas por un método que desconocemos aún totalmente. En el tercer mes de gestación, comienza la inervación del oído interno y su maduración prosigue hasta el sexto mes, momento en el que el sistema es completamente operativo.

Debido a la ausencia de aire en el útero, se creía que no había una buena transmisión del sonido y que la sensibilidad auditiva estaba disminuida. Pero se ha podido comprobar que no hay merma de la audición, ya que existe una transmisión de las vibraciones a través del líquido amniótico al líquido del oído interno, sin que sea necesario un cambio de presión, como ocurre en el proceso de audición aérea.

Lo que sabemos es que esas sensaciones desencadenan reacciones variadas, que crean en nosotros placer o disgusto, nos informan, nos instruyen y, sobre todo, en lo que concierne a la música, son juzgadas desde el punto de vista estético, de acuerdo con las normas personales.

En resumen, podríamos decir que el aparato auditivo se termina de desarrollar aproximadamente al tercer mes y medio y, a partir de ese momento, comienza a captar, en primer lugar, los sonidos intrauterinos —alrededor de la decimocuarta semana de gestación— y, luego, a partir del cuarto mes, está apto ya para captar los sonidos del exterior que se filtran en su entorno acuático. Por tanto, a partir de la decimoctava semana, el sentido auditivo está en funcionamiento, lo cual es importante, porque es el que le permitirá desarrollar el lenguaje, además de estimular el cerebro. Recordemos que la capacidad para hablar está estrechamente relacionada con la capacidad para oír.

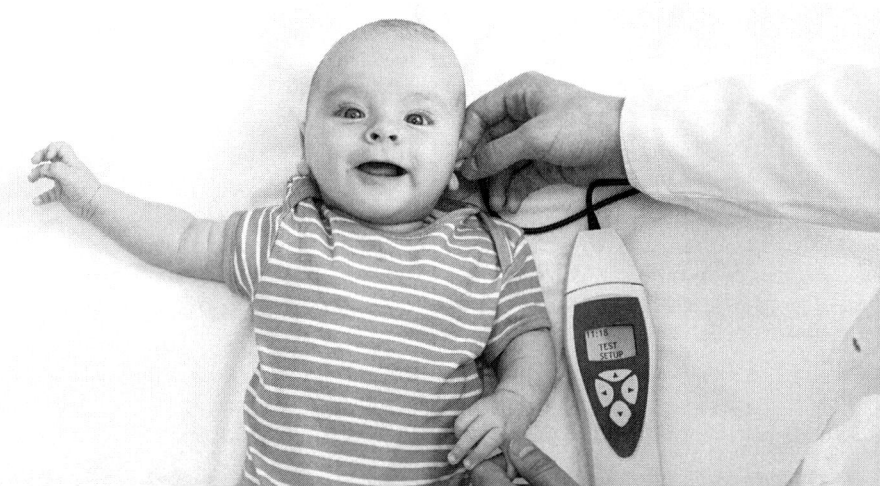

La percepción musical es compleja, pues no es una simple suma de percepciones de elementos yuxtapuestos o que se suceden en el tiempo. Es global y se refiere a la experiencia, a la cultura musical y estética del oyente. De esta misma complejidad derivan los placeres de la audición de la música.

Los estudios realizados demuestran que el feto reacciona a las estimulaciones auditivas a partir de la vigesimosexta semana, pero las percibe, aunque no responda, a partir de la octava semana de gestación, gracias a la maduración anatómica y funcional del oído medio.

En un primer momento del desarrollo, no percibe específicamente los sonidos por su sistema auditivo, sino que la percepción es táctil y global, pues son las vibraciones las que «masajean» a todo el embrión. Pero esta percepción va evolucionando, lo que permite la aprehensión del mundo interior y exterior.

Y es, en estos momentos, cuando **la voz de la madre y el latido de su corazón** se convierten en la primera experiencia de seguridad, de presencia y de calor humano. De momento, no es la música lo que importa; son los sonidos que rodean al navegante y de los cuales, en el próximo capítulo, hablaremos ampliamente.

La escucha fetal es compleja, dado que el medio difiere del de la escucha aérea y que, sobre todo, existe una inmadurez de las estructuras corticales. Sin embargo, su audición «acuática» le ofrece mucha información.

Al sexto mes, el órgano auditivo está completo; es decir, el oído medio y el oído interno están terminados, pero aún las estructuras que se unen al sistema nervioso central no lo están. El feto, por tanto, puede oír, porque existe un desarrollo precoz del nervio auditivo y de las vías subcorticales, cuya mielinización comienza en este mes. Porque puede oír, puede escuchar y, por tanto, recibir y procesar información a través de este sentido.

A partir del séptimo mes de gestación, un ruido imprevisto y violento le provoca un sobresalto, se le agitan los miembros y su corazón se acelera.

En estos momentos, los dos hemisferios cerebrales se expanden enormemente, se forman seis capas de circunvalaciones cerebrales y están ya presentes todos los reflejos: succionar, asir, caminar... Se mueve al ritmo de la música y muestra preferencias musicales.

Pero, si bien todo se encuentra en el lugar que le corresponde hacia el séptimo mes de gestación, la maduración definitiva del sistema nervioso central —multiplicación de las conexiones entre las neuronas, puesta en marcha de actividades enzimáticas y mielinización de las fibras nerviosas— prosigue mucho después del nacimiento y contribuye a mejorar las capacidades de selección y de integración de los mensajes sensoriales.

Estas constataciones no prueban, sin embargo, que el feto oiga. Se podría tratar de un fenómeno de reflejo a las reacciones orgánicas, fisiológicas, de su madre, sometida ella también a estimulación sonora.

Algunos piensan que podría tratarse de un fenómeno de orden táctil, porque determinadas frecuencias por encima de los 800 Hz hacen vibrar la piel.

Podemos preguntarnos, pues, por dónde recibe el feto las vibraciones sonoras: ¿por el oído? Hoy la respuesta es «sí» aunque, como hemos dicho antes, al comienzo de la gestación, la percepción auditiva es global.

En las últimas investigaciones, no solo se afirma esto, sino que se demuestra que el feto puede incluso habituarse a los sonidos y reconocerlos después del nacimiento. Esta pregunta se la hicieron numerosos investigadores y, como consecuencia, se desarrollaron muchos experimentos sobre el tema, algunos de los cuales los vamos a exponer ahora.

En sus primeros estudios, en 1976, el doctor **Hajime Murooka,** motivado por la idea de explorar la percepción fetal, introdujo un pequeño micrófono en el cuello uterino ya dilatado de una mujer que estaba a punto de dar a luz y grabó los sonidos del vientre materno. Luego, hizo escuchar estos sonidos a bebés recién nacidos, que se calmaron inmediatamente y se durmieron.

Unos años más tarde, y con el fin de determinar la gama de frecuencias audibles por el feto, el doctor **Jean Feijoo** tuvo la idea de registrar los ruidos uterinos, gracias a un minúsculo micrófono introducido en la vagina de una mujer embarazada en el séptimo mes de gestación y, después, durante el parto, una vez rota la bolsa de las aguas.

Sus hallazgos han revelado que el feto percibe muy bien las frecuencias bajas; concretamente, las que se encuentran entre 200 y 2000 Hz; es decir, los sonidos graves penetran en el útero mejor que los agudos.

Paralelamente, los trabajos realizados durante cuatro años en el servicio del doctor Sureau del hospital Baudelocque, en París, por un equipo pluridisciplinar dirigido por **Marie-Claude Busnel,** sobre mujeres en los dos últimos meses de gestación, han confirmado también que el feto oye, contrariamente a lo que algunos pensaban, pues afirmaban que sus reacciones eran provocadas por las reacciones de la madre.

Se llevó a cabo el siguiente experimento: la mujer embarazada es alojada en una habitación silenciosa. Lleva unos auriculares por los cuales escucha una música suave y monótona. Se comprueba que no puede oír otra cosa. Puestas sobre su vientre, dos sondas proyectan sobre una pantalla la imagen de la ecografía del feto y registran su ritmo cardíaco.

Se espera a que la madre esté relajada y que el feto esté tranquilo también. Después de 10 minutos de inmovilidad fetal y, bruscamente, durante 5 segundos, un altavoz colocado a 20 centímetros del vientre de la mujer, justo a la altura de la cabeza del feto, envía un ruido bastante violento, del orden de 100 a 105 dB. El feto se sobresalta inmediatamente y el ritmo cardíaco se le acelera.

Por lo tanto, no se trata de una reacción transmitida por la madre, porque ella permanece relajada escuchando su música. No se trata tampoco de una transmisión por vía cutánea, pues un aparato especial, puesto paralelamente, ha eliminado del ruido las frecuencias que hacen vibrar los tejidos.

Conclusión: el feto percibe, pues, los sonidos por los oídos; unos sonidos deformados, desde luego, entre los cuales las palabras resultan ininteligibles la mayoría de las veces, pero unos sonidos, sin embargo, identificables: unos ruidos, unas voces, que se van volviendo familiares o que pueden desconcertar, y que constituyen el primer entorno sonoro del niño.

Al feto no le importa el lenguaje; no comprende el significado de las palabras. La interpretación que hace no tiene nada que ver con la semántica. No necesita esta dimensión, puesto que vive en un mundo de pura afectividad.

Solemos olvidar que, en todo proceso de comunicación, hay un porcentaje enorme de comunicación no verbal, que supera al contenido de la comunicación puramente verbal y que, a veces, nos aporta una información esencial para entender correctamente el mensaje.

En medio pues, de esos sonidos que lo rodean, cuando escucha **la voz de su madre,** solo busca un timbre de voz que le transmita el amor, el afecto y la emoción. Esto es lo que necesita para sentirse bien.

Hemos hablado, hasta aquí, de cómo el feto puede oír y reaccionar a los estímulos sonoros que provienen del exterior.

Vamos a hablar ahora de cómo oye la voz de su madre y si es capaz de escuchar la música que ella escucha.

Cuando una mujer embarazada se sienta, se coloca unos auriculares y se pone a escuchar música, con la intención de que también la escuche el hijo que lleva en su vientre, se produce una impresión de complicidad, de estar juntos escuchando música.

Algunos investigadores no dan mucho crédito a esta experiencia y afirman que el feto no escucha la música; que la idea es ingenua, una mera proyección psicológica. Valoran la experiencia solamente en el sentido de que permite a la madre relajarse y entrar en comunicación con su hijo, lo cual ya de por sí es beneficioso para los dos. Si la madre afirma que su bebé se mueve cuando ella le pone determinadas melodías, ellos contestan que es verdad, pues precisamente el feto tiende a moverse cuando su madre está quieta y relajada, no cuando ella va andando por la calle.

Sin embargo, el doctor **Alfred Tomatis,** médico especialista en trastornos de la audición y lenguaje, y a quien debemos muchas de las informaciones sobre la vida *in utero,* ha demostrado que una de las mejores vías de conducción del sonido es la vía ósea; en particular, la columna vertebral, puente vibrante que une la laringe y la pelvis.

Él explica cómo, durante el embarazo, se refuerza la verticalidad de la mujer. El vientre pesa y empuja el diafragma hacia abajo, lo que confiere a la voz mayor riqueza de armónicos. Al vibrar la laringe, la columna vertebral reacciona como la cuerda de un arco y la pelvis se convierte en una enorme caja de resonancia.

La percepción, por lo tanto, de la voz de la madre se realiza a través de todo un sistema de huesos que conectan la parte superior de nuestro cuerpo con la inferior, donde se encuentra el feto. No olvidemos que, en el oído interno, se encuentra la cóclea, órgano de la audición, que se termina de formar a las 10 semanas y, en el oído medio, el tímpano, con sus pequeños huesecillos, que captan la vibración y la transmiten.

Para probar la tesis del doctor **Tomatis** de que el sonido se transmite de esta manera, el doctor **Christophe Petitjean** llevó a cabo una serie de experimentos, que lo llevaron a la siguiente conclusión: las frecuencias altas (entre los 1000 y los 3000 Hz) eran particularmente aptas para la difusión por conducción ósea. Por lo tanto, la voz materna está presente en el universo fetal, en cantidad y calidad. En el siguiente gráfico, se ilustra la forma en que la voz materna emerge del ruido uterino.

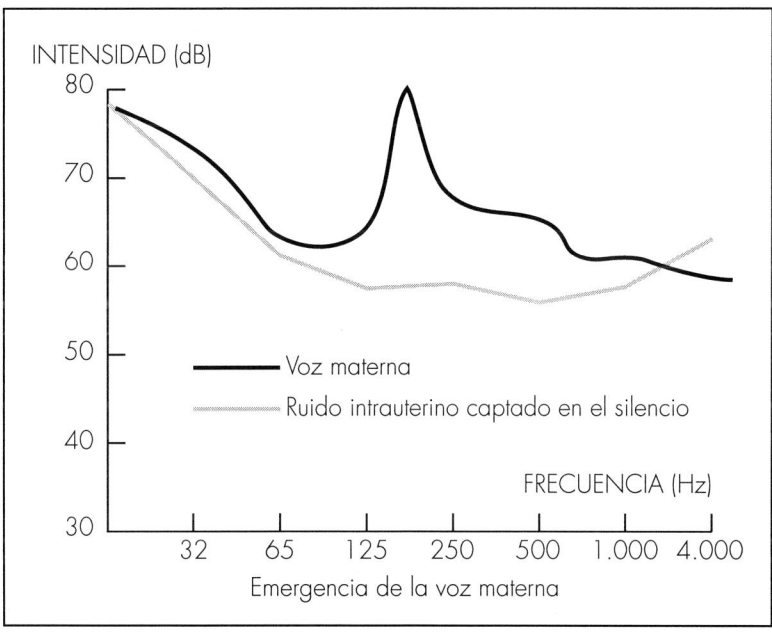

La voz de la madre se compone de sonidos agudos, que son los que le llegan mejor. Si las vibraciones tuvieran que utilizar otra vía, los tejidos blandos del cuerpo, órganos, vísceras, etc., los amortiguarían.

También **Petitjean** llegó a la conclusión de que la voz de la madre, conducida por la columna, se oye mejor en el coxis y, curiosamente, el feto suele apoyar la cabeza contra la pared posterior cuando le hablan en busca de esa vibración. Hacia el octavo mes, en un deseo de comunicarse mejor con ella, se da la vuelta y coloca el cráneo debajo de la corona ilíaca (el arco formado por los huesos del coxis), caja de resonancia extremadamente potente. Cuando oye esa voz familiar, responde a ella, se mueve y su corazón late más deprisa, expresando su emoción.

Marie-Louise Aucher ha corroborado estos datos. Ella es cantante y ha desarrollado un método de diagnóstico y reeducación psicosomática, llamado **«psicofonía»,** utilizando la voz para detectar problemas físicos y psicológicos. Dice que el ser humano debe ser considerado como un instrumento primeramente receptor y, después, emisor. No solo oímos con el oído; todo nuestro cuerpo «oye» las vibraciones que le llegan y su sistema nervioso conduce las vibraciones captadas hasta los centros de audición y el cerebro.

Esta recepción sensorial se produce, sobre todo, a través del **tacto;** uno de los sentidos que, por falta de entrenamiento musical, menos aprovechamos. Conviene recordar que nuestra piel también es un oído. Con base en esta realidad, la musicoterapia puede ser aplicada con éxito en personas con sordera o con problemas de audición.

A través de numerosas investigaciones, se han localizado las distintas partes del cuerpo que mejor «escuchan» la música, y se ha establecido una escala de receptividad sonora según las regiones del cuerpo, comprobando que son, precisamente, los huesos del cráneo y de la columna vertebral los que perciben mejor.

El hecho de que el futuro bebé tenga habilidades demostradas para reaccionar ante su entorno a través de los sentidos, en especial el de la audición, muestra que está en posesión de los requisitos básicos del aprendizaje. Por esta razón, vamos a hablar del aprendizaje intrauterino al finalizar este capítulo, teniendo presente que es necesario un soporte físico para ese aprendizaje: la corteza cerebral.

Pero ahora vamos a explorar ese mundo submarino por el que el futuro bebé navega... ¡... Cierren las escotillas...! ¡Inmersión!

2.3 EL MUNDO SONORO EN EL ÚTERO: ¿QUÉ OYE?

En primer lugar, debemos saber que el oído no percibe más que una pequeña parte de las vibraciones acústicas. El rango de audición, como el de la visión, varía de unas personas a otras. Dentro de toda la gama de las frecuencias, el rango máximo de audición en el ser humano incluye frecuencias de sonido, que abarcan desde 16 y 28 000 ciclos por segundo o hercios. Por debajo de ese umbral, y más allá de él, existen los que, en relación con las posibilidades de nuestro oído, llamamos «infrasonidos» y «ultrasonidos». Sabemos que existen porque se pueden captar y registrar mediante diferentes medios técnicos y que algunos animales son sensibles a ellos y los perciben, al poseer otras escalas de frecuencias audibles, como los perros, de 15 a 80 000 Hz, y los delfines, de 150 a 150 000 Hz.

Podemos imaginar al feto como un pequeño submarino que inicia una travesía de nueve meses, o como un curioso pasajero «mutante», por un mar que no aparece en ningún mapa, solo dibujado en los libros de medicina.

Ese pasajero no es ni mucho menos pasivo, y el mar por el que navega es cualquier cosa menos silencioso. En efecto, en el cuerpo de una madre, al igual que en cualquier cuerpo humano, no existe el silencio. El abdomen y el útero de una mujer embarazada son lugares muy ruidosos. Vamos a sumergirnos, por un momento, en ese universo sonoro acuático.

Desde el momento en que un óvulo y un espermatozoide se unen para formar un nuevo ser, hay multitud de procesos que rodean a ese huevo que ya anida en el útero y que están produciendo, debido a su funcionamiento, vibraciones, movimientos, sonidos...

El crujir de las paredes uterinas; las pulsaciones de la circulación sanguínea; la respiración que provoca una incesante resaca, similar al flujo y reflujo del mar en un día de fuerte oleaje; los procesos enzimáticos y químicos; las ondas producidas por el líquido amniótico al moverse; la voz de la madre, y otros fenómenos sonoro-vibracionales que se irán agregando a lo largo del periplo. Durante la digestión de la madre, el feto escucha los sonidos del estómago y los intestinos como si fuera una gran tormenta. Uno de los sonidos que domina su mundo es el latido rítmico de su propio corazón, que late entre 120 a 160 veces por minuto y al que escucha aproximadamente entre 72 y 84 dB (una conversación normal se mantiene a 65 dB, más o menos).

Pero uno de los sonidos que más van a impactar sobre el feto es el del **latido del corazón de la madre** marcando el compás, perpetua referencia de seguridad y supervivencia para ese navegante solitario. A medida que se desarrolla, va adquiriendo mayor sensibilidad de ese pulso rítmico, que hace fluir la sangre por todo su cuerpo. Toda alteración de ese ritmo equilibrado le puede provocar un estado de estrés o alarma fetal, pues puede suponer, para él, falta de oxígeno, de nutrición, de temperatura; en definitiva, una amenaza para la vida. Esta es la primera experiencia de estrés asociada a un factor sonoro y de movimiento.

El doctor **Rolando Benenzon,** médico especialista en musicoterapia, llama a estos fenómenos acústicos «complementos sonoros». Según sus investigaciones, estos van a formar un «engrama mnésico», que repercutirá posteriormente en las características del vínculo que establezca ese nuevo ser. Estos complementos sonoros, junto con el mosaico genético heredado, van a ser parte de la «identidad sonora del ser humano» **(ISO),** aporte que todos llevamos incorporado y que hace que nuestra relación con la música sea de una u otra manera, tanto en la expresión como en su interiorización.

En 1961, un psiquiatra norteamericano, llamado **Lee Salk,** investigó sobre el efecto del latido cardíaco en bebés. Comprobó que los niños recién nacidos expuestos durante cuatro días a un sonido semejante al latido cardíaco lloraban menos y ganaban más peso que los niños de control que no recibían estímulo auditivo.

En otras investigaciones, se señala que el consumo de oxígeno en las incubadoras se reduce en el caso de niños prematuros expuestos a un latido «artificial». Además, estos bebés ganaban peso antes que los prematuros del grupo de control no expuestos a este estímulo sonoro.

Ahora ya sabemos que el útero se parece más a un mar embravecido, donde el ritmo impregna y masajea cada una de las células de ese nuevo ser. Afortunadamente, todas esas frecuencias son de idéntica naturaleza y se componen de sonidos graves. Pero ¿cabe la posibilidad de evidenciar en el feto una adaptación o un acomodamiento al ruido? Así parece.

El navegante se adapta pronto a la agresividad de este entorno sonoro «cortando» la recepción de determinadas frecuencias bajas. El incipiente cerebro se protege; no deja que el ruido de fondo lo acompañe nueve meses, pues le sería difícil formarse armónicamente entre tanto barullo que, incluso, se podría convertir en fuente de miedos. El oído tiene esa posibilidad, esa misión de supervivencia, que le permite cerrarse a determinadas frecuencias y abrirse a otras, y esta función lo acompañará siempre.

Esta actuación defensiva a través del cierre auditivo lo encontramos en muchos adultos que trabajan en entornos muy ruidosos o que, por ejemplo, viven cerca de una estación de tren o de un aeropuerto: no oyen el tren que pasa o los aviones que aterrizan o despegan, aunque las personas que están de visita se sobresalten. De alguna manera, podemos decir que el ser humano tiene la capacidad de habituarse para protegerse.

El ruido de fondo en el útero está constituido, esencialmente, a base de sonidos de frecuencias bajas y con una intensidad de, aproximadamente, 65 dB.

Para investigar el efecto de las bajas frecuencias sobre el feto, se realizó un estudio con bebés, que arrojó siempre el mismo resultado: cuando se les envía frecuencias bajas, se quedan dormidos. Por lo tanto, este tipo de frecuencias, una vez que ha nacido, se pueden usar para adormecerlo. Hoy se usan en pequeñas intervenciones quirúrgicas y en algunas consultas de dentistas, para producir un estado de hipovigilancia.

Sin embargo, en cuanto se le transmiten al bebé sonidos agudos, se despierta, se refuerza su conciencia y atención y se vuelve más dinámico.

Creo conveniente recordar que, cuanto más estimulado esté el feto en el útero, más deprisa se hará la mielinización del nervio, su puesta en funcionamiento y la expansión del área cortical; sin olvidar que una excesiva estimulación en un sistema sensorial puede romper el equilibrio en su desarrollo armónico, en el desarrollo de los otros sistemas, como hemos dicho anteriormente.

Este elemento de supervivencia le permitirá, además, escuchar otros sonidos, que lo van a ayudar a crecer seguro, sano y feliz. El principal, **la voz de su madre,** la distingue de todos los demás sonidos y, a pesar de la amortiguación producida por los órganos y tejidos, le llega a 84 dB y responde a ella.

El doctor **Tomatis,** de quien hemos hablado antes, ha sido una de las primeras personas en centrar su atención sobre este estímulo sonoro que crea, entre el feto y sus padres, un vínculo emocional sumamente importante para su desarrollo armónico. Afirma que el feto también puede escuchar la voz de su padre y de otras personas del entorno. La voz de su padre es distinta a la de su madre; las frecuencias son más bajas, pero le llega a condición de que pase por el canal auditivo de ella. La voz paterna, desde el tímpano de la mujer, sigue el sistema óseo y el niño la recibe, con su modulación, cadencia y ritmo particular. Ya explicamos, en el capítulo anterior, cómo se realiza la audición por conducción ósea.

El poder de la voz es enorme. Los recuerdos «grabados» en el cuerpo, los acontecimientos traumatizantes, pueden surgir, gracias a una estimulación auditiva adecuada. Algunos sonidos pueden despertarlos hasta tal punto que, cuando se somete a un adulto a una audición de sonidos filtrados, con la voz de la madre de fondo, tal y como la escuchó en el útero, cualquiera que sea su edad, revive aquellos momentos y, a menudo, adopta una postura fetal.

Recuerde: el feto oye desde el cuarto mes y medio, fundamentalmente, la voz de la madre. Si escucha una voz «cargada» de sentimientos desagradables, de rechazo, o siente que no es acariciado, que no le hablan, que a nadie le interesa comunicarse con él, grabará estas sensaciones e incluso puede que cierre su oído a determinadas frecuencias: las que contenían esa voz que lo rechaza o grita.

Queriendo comprobar qué es lo que se oía en el entorno uterino, el doctor **Denis Querleu** y su equipo consiguieron colocar micrófonos en la cavidad amniótica de una mujer a punto de dar a luz, después de romper la bolsa de las aguas. Hoy ese experimento sirve de referencia para analizar los distintos componentes de los ruidos uterinos. Gracias a sus investigaciones, sabemos lo que se oye al otro lado de la pared abdominal de la madre. Evaluó el entorno sonoro uterino y lo midió en decibelios, obteniendo una medición de unos 60 a 70 dB, lo que equivale a una conversación animada.

Pero ¿le llegan los ruidos y los sonidos del exterior? Según las investigaciones realizadas, que son numerosas, el espesor de la pared abdominal es un poderoso filtro, sobre todo a determinadas frecuencias agudas. Cuando se coloca un micrófono en una cabina aislante y en el exterior se hace mucho ruido, dentro solo se captan las frecuencias bajas. Las paredes absorben los agudos, aunque debemos tener en cuenta que, hacia el final del embarazo, esta pared es mucho más fina por el estiramiento de los tejidos, lo que permitirá que el feto pueda captar mejor los sonidos del exterior.

Tanto el ruido como las voces solo consiguen traspasar la barrera uterina, perdiendo una parte de su timbre y de sus frecuencias elevadas. Solo llegan a la «nave» muy atenuadas. Los ruidos que mejor pasan al útero tienen una frecuencia inferior a 1000 Hz, pero casi todos quedan disimulados por el ruido de fondo que hay en el interior. Este tipo de sonidos son percibidos por el bebé como vibraciones que masajean su pequeño cuerpo.

Las frecuencias altas, los sonidos agudos, atraviesan mejor la pared abdominal y son las que mejor oye el feto. Los de frecuencias bajas, los sonidos más graves, son los que más se perciben, pero no los que más se oyen, debido a que la pared abdominal los atenúa, aunque sí deja pasar la vibración. Por eso, los sonidos de los instrumentos de cuerda, por ejemplo, el violín, son los que más se oyen, aunque no provoquen vibración; en cambio, los del violonchelo, al ser sonidos graves, no se oyen tanto, pero provocan una mayor vibración dentro del útero.

Irène Deliège y John Sloboda, en su libro *Percepction and Cognition of Music,* dicen que los niveles de presión sonora, así como los niveles de vibración, pueden estar por encima del ruido intrauterino. El grado en que la música es oída por el feto depende de tres aspectos: de las condiciones atenuantes de la superficie abdominal, la distancia hasta la cabeza del feto y las características de conducción de los huesos del oído.

En cuanto a las voces que le llegan del exterior, carecen de timbre, por falta de agudos, y únicamente se oyen las vocales y las consonantes más graves, que no quedan, sin embargo, identificadas de manera sistemática, dado que su espectro no emerge en su totalidad del ruido intrauterino. Solo emerge la voz materna, por la proximidad de la fuente de emisión y por la vibración que se produce en la caja torácica y abdominal de la embarazada, que le llega directamente al feto.

Es por ello por lo que él se adapta a los ritmos, a las entonaciones y a los cambios de humor de su madre, y participa, de alguna manera, de su problemática (angustia o estrés) o de su felicidad. Recordemos que cada emoción, cada estado de ánimo, tiene un correlato fisiológico, bioquímico; por eso, podríamos decir que el feto siente lo que siente su madre. Esta unión emocional va a servir para construir el vínculo entre ellos que comienza, por tanto, antes de nacer, y se irá consolidando durante el primer año de vida.

Un equipo de investigadores franceses a finales del siglo xx reveló que el feto es capaz de asociar a un sonido hablado el estado anímico de quien lo produce, prefiriendo el tono alegre al triste y enfadado, comunicando lo que siente a través de la aceleración o desaceleración de su ritmo cardíaco.

En recientes investigaciones de las universidades de California y Nueva York, se han demostrado los efectos que tiene la voz de la madre sobre el ritmo cardíaco del feto; de esta manera, él responde a la voz de la madre, aunque debemos tener en cuenta que el sonido cambia sus características al entrar en contacto con el líquido amniótico.

Los resultados han demostrado que la voz de la madre transmitiendo amor, felicidad, gratitud y aceptación de su estado produce cambios en las hormonas y en los neurotransmisores que afectan al feto. Las hormonas de la felicidad, llamadas «endorfinas», que produce la madre cuando le habla cariñosamente a su bebé, son suficientes para que el ambiente intrauterino se vuelva un medio ideal y efectivo para su desarrollo, mejorando el nivel de bienestar fetal.

Cuando, en los cortocircuitos de conciencia de que es capaz, el feto agudiza su oído hacia la voz de la madre, podemos constatar en él una inmovilidad y cierta tensión. Se prepara poco a poco, antes de nacer, para esta dimensión superior de la audición que es la **escucha,** y que tan necesaria va a ser en el universo nuevo que va a explorar a partir de su nacimiento.

Si la madre quiere compartir una música con su bebé por nacer, sabe que es posible, a condición de que, o bien escuche ella con unos auriculares, o los ponga sobre el abdomen. Si lo hace de la primera manera, la audición se realizará desde su tímpano a través de los huesos de la columna vertebral hasta el coxis. Si el feto escucha a través de los auriculares, en primer lugar, deberá colocarlos a la altura de la cabeza de él, y el volumen tendrá que estar más elevado, para que los sonidos puedan traspasar la pared abdominal. Se ha demostrado que la música de Bach y Mozart llega con bastante calidad al universo fetal.

El sentido de la audición es, por tanto, el único que le permite un contacto con el mundo exterior, con lo que se convierte, pues, en un medio excelente de estimulación. Esto nos plantea el papel determinante que la audición cumple, ya desde la gestación, para el desarrollo del cerebro. Por lo tanto, parece que las estimulaciones auditivas son fundamentales.

Sin embargo, es importante tener en cuenta el exceso de estimulación que puede sufrir un feto cuando está expuesto a una agresión sonora constante. Esta situación puede causar serias complicaciones en su desarrollo, y no solo auditivo.

Si bien los investigadores no están seguros de qué niveles de ruido son seguros para un feto en desarrollo, el National Institute for Occupational Safety and Health, teniendo en cuenta cómo viaja el sonido a través del cuerpo de la madre, recomienda que las mujeres embarazadas eviten situaciones ruidosas que superen los 115 dB, que es casi tan fuerte como una motosierra. Pueden aumentar también las posibilidades de que se adelante el parto y de que el bebé nazca con menos peso del que corresponde. Se sabe que las mujeres expuestas a 80 dB durante ocho horas laborales tienen un mayor riesgo de parto prematuro.

Afortunadamente, cada vez se tienen más en cuenta estos aspectos en el entorno laboral de la mujer embarazada y, con el tiempo, se han conseguido grandes avances, que tienen como finalidad garantizar la salud del ser que se está formando.

Y, ahora, nos podemos hacer otra pregunta: «¿Cómo sabemos realmente que el feto oye?».

Los primeros trabajos realizados *in utero* son bastante antiguos, ya que se remontan a los años treinta. **W. S. Ray** fue el primero en experimentar, en 1932, de forma sistemática, las respuestas del feto a los sonidos procedentes del exterior, tales como timbres, portazos y otros.

En general, casi todas las observaciones se han realizado alrededor de las 25 semanas de gestación.

Las experiencias consisten en enviar estímulos acústicos de fuerte intensidad al feto y medir las respuestas que estos provocan. Para estar seguros de que los sonidos traspasaban la barrera uterina, se enviaban sonidos de hasta 120 dB.

De forma regular, el feto respondía a los sonidos con movimientos diversos de brazos, piernas y cabeza. Entre los seis y nueve meses, tales reacciones se hacen cada vez más evidentes, pero, sin un monitor o un ecógrafo, resulta muy difícil evaluar la duración o el número de respuestas ante los estímulos sonoro-musicales.

¿Cómo se realizaba la evaluación de la respuesta fetal al ruido? Por una parte, en el ámbito motor, se observaban sus movimientos directamente relacionados con la aparición de los impulsos sonoros. Por otra parte, se contemplaba la elevación del ritmo cardíaco en más de quince latidos por minuto.

A partir de la vigesimocuarta semana, aproximadamente, aparece otro tipo de respuesta: el parpadeo.

Los análisis de comportamiento del feto a través de grabaciones intrauterinas se multiplican en todos los países. Cada vez más investigadores se preguntan sobre el comportamiento del feto ante una estimulación acústica. Se ha descubierto que un ruido fuerte, por ejemplo, provoca en él una aceleración del ritmo cardíaco y también unos movimientos que se distinguen perfectamente en la ecografía. Si el ruido es realmente muy fuerte, el niño puede sobresaltarse. Si el ruido es más suave, puede parpadear, hundir el pecho y estirar y doblar los miembros.

Muchas mujeres embarazadas han tenido que abandonar una discoteca o un concierto de *rock,* debido a que, de alguna manera, han sido conscientes de que el feto no podía soportar el ruido, manifestando su descontento con continuos pataleos.

Desde entonces, se han llevado a cabo experiencias que demuestran que la exposición prolongada a unos ruidos demasiado intensos, en determinados momentos críticos de la formación de la función auditiva, pueden provocar unos déficits auditivos notables, e incluso un sufrimiento cardíaco severo.

Y no olvidemos que un feto aquejado de sordera sufre, al nacer, un retraso cerebral mucho más importante que un feto aquejado de ceguera, lo que tiende a demostrar que la audición cumple, ya desde la gestación, un papel determinante en el desarrollo del cerebro, y que las estimulaciones auditivas son, pues, fundamentales. En cambio, la sensorialidad visual solo funciona a partir del nacimiento, como hemos dicho antes.

Estas percepciones auditivas son posibles a partir de la octava semana de gestación, gracias a una maduración anatómica y funcional del oído medio.

Si bien ahora conocemos perfectamente el entorno acústico del feto, el problema de la evaluación de lo que este percibe, desde el punto de vista cualitativo y cuantitativo, sigue siendo aún complejo.

2.4 LA MEMORIA: ¿RECUERDA ALGO?

En un artículo publicado en septiembre de 1995 en *El País* dedicado a la vida dentro del útero, se cuenta una anécdota que resulta muy adecuada para el comienzo de este tema.

«Froto, froto, froto; pico, pico, pico; palmoteo, palmoteo, palmoteo». Estas simples palabras corresponden a una cancioncilla que, cada día, una mujer embarazada entonaba para su futura hija, a la vez que los dedos bailoteaban sobre su abultado vientre, según el significado de cada uno de los tres verbos de la curiosa melodía... Ella no podía imaginar hasta qué punto su pequeña era receptiva al mensaje materno, pero sí tuvo la suerte de comprobarlo tiempo después, estando embarazada de nuevo, momento en el cual pidió a su hija, que ya contaba tres años, que jugará con su hermanito. Ella empezó a tatarear el «froto, froto, froto» y a acariciarle suave y firmemente la tripa. Al momento, su hija siguió la canción ella sola, cuando nunca se la había cantado después de nacer. Asombroso, ¿verdad?

Otra mujer embarazada tenía la siguiente costumbre: cada noche, después de que su marido se metiera en la cama, realizaba los ejercicios de respiración para embarazadas, mientras veía en la televisión la reposición de la serie M*A*S*H. El tema musical de la serie se convirtió en una señal para relajarse.

Cuando su hijo contaba seis meses, observó que el niño dejaba de hacer lo que fuera y clavaba los ojos en la televisión en el momento en que empezaba a sonar el tema musical de M*A*S*H. La madre comentó que, cuando tenía dos años, seguía sucediendo lo mismo: al oír esa música, el niño dejaba lo que estuviera haciendo y se quedaba mirando fijamente, como si estuviera en trance.

Existen muchas investigaciones con las que se intenta demostrar que el feto puede desarrollar algún tipo rudimentario de conciencia durante su estancia en el útero. Una de las personas que ha profundizado en el tema es **Thomas R. Verny,** psiquiatra de Toronto, quien a mediados de los años setenta tuvo experiencias con pacientes adultos que le hicieron reflexionar e investigar sobre el tema.

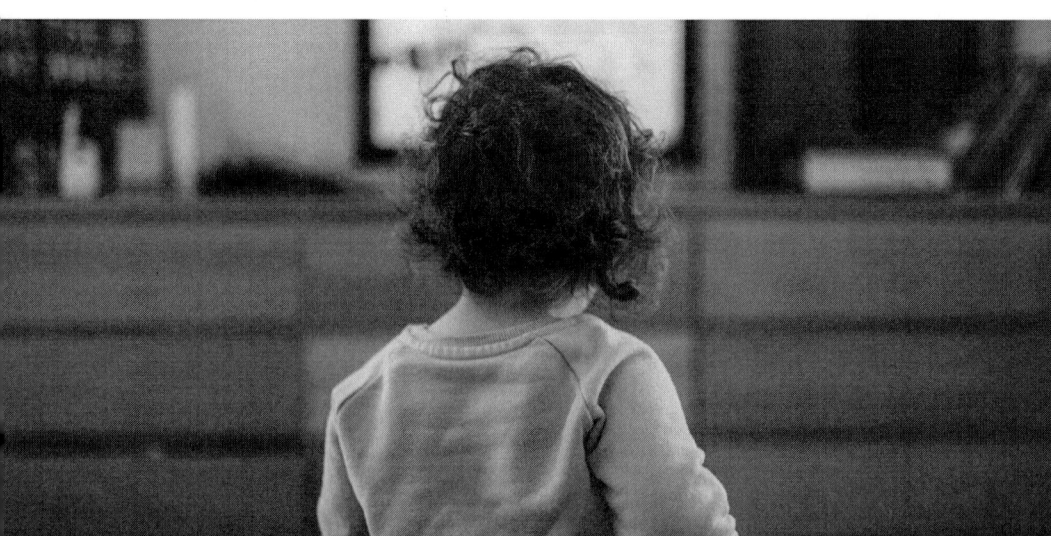

Verny descubrió que el bebé, en el útero materno, posee el potencial neurológico suficiente como para que podamos hablar de una rudimentaria forma de conciencia y que los primeros y delgados fragmentos de la memoria comienzan a atravesar el cerebro fetal alrededor del tercer mes de gestación. Otros investigadores sostienen que el niño puede recordar a partir del sexto mes y otros retrasan esta capacidad hasta el octavo.

En general se acepta que la memoria del bebé es activa desde el cuarto mes de embarazo, aproximadamente.

A medida que la ciencia avanza en el conocimiento del ser en el útero, se aportan nuevos datos sobre la formación de los circuitos cerebrales al nivel de las células y moléculas nerviosas. Se sabe, por ejemplo, que al comienzo de la vida el futuro cerebro cuenta tan solo con unos cuantos «exploradores» de avanzadilla, que abren camino: a la semana de la concepción, salen del tubo neural del embrión, que es un cilindro que se extiende desde la cola a la cabeza.

Esas neuronas comienzan a multiplicarse a un ritmo vertiginoso, a razón de 250 000 por minuto durante la gestación, y van agrupándose, formando el cerebelo y el córtex, arrugado y cruzado de surcos, donde nacen el pensamiento y la percepción. Las células neurales son muy pequeñas y la distancia que tienen que recorrer es muy grande y, solo cuando llegan a su destino, hacen conexiones.

Frente a quienes buscan un soporte físico, el cerebro, en la capacidad de recuerdo del no nacido, otros expertos comienzan a hablar tímidamente de que pueda existir un sistema de memoria extraneurológica. Las investigaciones continúan a la vista de que un número de personas, sometidas a terapias regresivas, recuerdan momentos muy cercanos a su concepción, lo que va en aumento.

A raíz de sus investigaciones, el doctor **Verny** desarrolló todo un programa de estimulación prenatal, donde los padres participan activamente y ponen en práctica diversas técnicas para comunicarse con su hijo y favorecer el desarrollo, en las cuales la música desempeña un papel importante. A diferencia de otro tipo de programas de sobreestimulación, él tiene en cuenta, fundamentalmente, los aspectos afectivos y la creación del vínculo de padres-hijo. Su objetivo no es formar bebés genios, sino bebés que sientan el amor de sus padres y crezcan felices y seguros.

En Carolina del Norte, el psicólogo **Anthony DeCasper** demostró que el recién nacido es capaz de reconocer la voz de su madre. En uno de sus estudios, solicitó a 16 mujeres embarazadas que leyeran un cuento infantil diferente cada una y que lo grabaran. Así lo hicieron durante las últimas seis semanas de gestación.

Cuando los bebés nacieron, quiso observar si cada hijo elegía «su cuento», leído por la voz de su madre. Para ello, inventó un aparato que llamó «succionómetro», una especie de tetina conectada a un sistema de sonido. Mientras los niños succionaban, ponía las grabaciones de todos los cuentos y se encontró con que 13 de los 16 bebés adaptaban el ritmo de succión para poder oír el cuento que les resultaba familiar. Esto demuestra, por tanto, que los recién nacidos recuerdan los sonidos que han escuchado en el vientre materno.

Los hechos más curiosos, que apoyan la tesis de una cierta habituación o memoria del feto, son los que citan **Yoichi Ando e Hiroshi Hattori**. Estudiaron a una población de 188 recién nacidos cuyas madres vivían en Itami, junto al aeropuerto de Osaka. Los investigadores compararon las reacciones de los recién nacidos ante el paso de los aviones, a tenor de la duración de la exposición al ruido a la que habían sido sometidos durante su etapa intrauterina.

En el caso de las madres que habían vivido durante todo su embarazo en la proximidad del aeropuerto, únicamente el 6 % de los bebés se despertaba y comenzaba a llorar cuando pasaban los aviones. En el caso de madres que se habían trasladado a vivir en esa zona entre el primer y quinto mes de gestación, el 13 % de los bebés se despertaba llorando. En cambio, el porcentaje subía al 50 % en los niños cuyas madres habían vivido junto al aeropuerto después del quinto mes.

En nuestra memoria se sumergen recuerdos, que más adelante afloran, como le sucedió a **Boris Brott,** director de la Hamilton Philharmonic Orchestra de Ontario (Canadá). Se sentía perplejo, de joven, pues podía tocar algunas piezas de música sin haberlas estudiado antes. Comenta: «Dirigía una partitura por primera vez y, de pronto, la línea del violonchelo sobresalía; sabía cómo seguía la pieza incluso antes de volver la página de la partitura». Esto le sucedía con una serie de sinfonías. Un día mencionó este extraño fenómeno a su madre, pues sabía que, como era violonchelista profesional, le interesaría conocer lo que le pasaba. Le preguntó cuáles eran las sinfonías y él le dio la lista. El misterio quedó resuelto: las partituras que conocía sin haberlas visto antes eran las obras que su madre tocaba cuando estaba embarazada de él.

Muchos músicos, como **Arthur Rubinstein** o **Yehudi Menuhin,** afirman que su interés por la música se generó antes de nacer. Y no solo ellos, hoy se sabe que muchos músicos fueron expuestos a la música durante su gestación.

El musicoterapeuta argentino **Gabriel F. Federico,** junto con el obstetra doctor **Oscar Guetmonovitch,** comenzó en el año 1998 a grabar y filmar las ecografías realizadas a mujeres embarazadas mientras aplicaban música sobre su abdomen, con el fin de ver la respuesta de los fetos. Pudieron comprobar cómo variaba la frecuencia cardíaca de los bebés y de qué manera se incrementaban sus movimientos cuando ponían las músicas. Apenas comenzaba la música, los bebés comenzaban a moverse y, cuando se terminaba, los movimientos cesaban. Lo que más llamó su atención fue que, si desplazaban la fuente de emisión del sonido, ellos se movían buscando la ubicación, hasta que la encontraban, y ahí se quedaban quietos escuchando. Cuando apagaban la fuente sonora y la volvían a encender en el lado opuesto del abdomen, los fetos se giraban buscando las melodías. Esto también sucedía con la voz grabada de los padres que, en muchas ocasiones, no podían asistir a las sesiones. Si la voz grabada no era la de su madre o padre, no aparecía esa respuesta.

Uno de los casos más sorprendentes fue el de una madre que escuchaba a Beethoven durante su embarazo, mientras descansaba al sol y se acariciaba la tripa. Cuando su hija tenía tres años, le regalaron un piano pequeñito y la primera melodía que ejecutó completa fue la que su madre escuchaba durante su embarazo. Quiere decir que ese feto estuvo recibiendo una información que quedó registrada en algún lugar de su cerebro y, cuando ese mismo cerebro estuvo preparado para dar órdenes precisas a su cuerpo, este respondió de forma adecuada. Esto hubiera sido casi imposible antes de los tres años ya que, hasta esa edad, los niños no coordinan bien los movimientos.

Hay personas que afirman tener recuerdos, cualidades y capacidades que han sido adquiridas en este periodo de su formación como seres humanos, no genéticamente, sino por medio de vibraciones e, incluso, de sentimientos que han viajado desde el mundo exterior hasta su pequeño habitáculo.

En 1982, algunos científicos reunidos por el **Instituto Esalen** comentaron experiencias que, bajo la influencia de hipnosis y drogas psicotrópicas, muchas personas consiguen recordar de su etapa prenatal y del nacimiento.

Se comenzó a hablar entonces de «memoria fetal» o «conciencia del feto». Estos recuerdos, a veces, iban unidos a problemas físicos o psicológicos que, al emerger el recuerdo, se aliviaban o incluso desaparecían.

Una de estas personas fue **Stanislav Grof,** psicólogo reconocido internacionalmente y valorado por desarrollar toda una serie de trabajos muy importantes en el campo de la psicología transpersonal relacionados, precisamente, con las experiencias pre y perinatales. Él observó cómo algunos de sus pacientes revivían el trauma de la asfixia que resultaba de la constricción del cordón umbilical o de las contracciones del útero.

Un ginecólogo, el doctor **David Cheek,** antiguo presidente de la American Society of Clinical Hypnosis, comentaba cómo sus pacientes, estando hipnotizados, recordaban los detalles de su nacimiento, que más tarde eran verificados a través de las anotaciones que el médico había realizado durante el parto o a través de la madre. Él afirma que la receptividad supersensorial a las impresiones es, al parecer, activa desde el mismo momento en el que una madre se da cuenta de que está embarazada.

Hoy día, se habla de la existencia de memoria en las células; por tanto, sus teorías no parecen muy equivocadas. Incluso muchos critican el uso excesivo de algunas sustancias químicas durante el parto. Según el psicólogo **Stanislav Grof,** en el grado en el que los niños resultan directamente afectados por su uso, puede que estemos programando una sociedad drogodependiente, al dar a los recién nacidos una memoria celular de respuesta al estrés precisamente con drogas.

Los descubrimientos realizados por el psicólogo **David Chamberlain,** de la ATC Research Foundation, con niños hipnotizados superan las objeciones habituales respecto a la validez de los recuerdos del nacimiento. Asimismo, contradicen la teoría de que todos esos recuerdos provienen, en realidad, de las insinuaciones y fragmentos de información de la madre a lo largo de los años, pues no justifica los pensamientos y sentimientos en extremo personales que son característicos de los relatos de los nacimientos, así como la minuciosidad de los detalles que ninguna madre se había tomado la molestia de comunicar a su hijo: estilo de peinado que llevaba, aparatos obstétricos utilizados, conversación en el paritorio, conducta de doctores y enfermeras y su estado físico y emocional en esos momentos.

La envoltura sonora prenatal que rodea al feto constituye un entorno que será grabado en su memoria rudimentaria. Esta memoria es contemporánea de una vida fácil, segura y nutritiva, y de una sensación de apaciguamiento. Es lo que explica la reacción de los recién nacidos, que se calman instantáneamente cuando oyen los sonidos del latido cardíaco. En las unidades de prematuros se ha constatado que no solo se calman y dejan de llorar, sino que ganan más peso, como ya comenté antes.

Vamos a retroceder en el tiempo para comentar una información que me impresionó enormemente cuando comencé a investigar sobre la musicoterapia.

El doctor **Victor Ewings Negus** escribió en 1929 una obra titulada *El mecanismo de la laringe*. En ella, contaba unas historias que llamaron la atención del doctor **Tomatis. Negus** afirmaba que, si varias hembras de una especie de pájaros no cantores incuban pájaros cantores, los recién nacidos no cantan. En otra historia relataba que, cuando una madre de pájaros cantores incuba huevos de pájaros también cantores, pero de otra especie, los pajarillos cantan al estilo de la madre que los ha incubado.

Es decir, que, si los pajaritos no oían el repertorio de canciones de su madre, nunca las aprendían después de salir del huevo. Por lo tanto, si esto les sucedía a los pájaros, ¿qué pasaría en el ser humano? ¿Acaso los futuros bebés necesitaban oír un determinado repertorio de sonidos antes de nacer? ¿Serían los sonidos de la voz de la madre la clave para el desarrollo del feto? Estas y otras preguntas se hizo el doctor **Tomatis,** lo que lo llevó a investigar cómo sería la audición de la voz de la madre en el medio acuático del feto.

Estos hechos desconcertantes que contaba Negus revelaban hasta qué punto la adquisición de un lenguaje, aunque sea tan poco evolucionado como el del pájaro, necesita, en la elaboración de la asociación auditiva y fónica, de una estimulación permanente, que estructurará más adelante el lenguaje.

Tomatis decidió seguir investigando y estudió la obra de **Konrad Lorenz,** donde este gran científico, experto en comportamiento animal, demostraba, incluso con fotografías, cómo la huella memorizada de la voz sobre un ser en formación ejerce un poder fascinante. **Lorenz** relata cómo estuvo hablando, impregnando con su voz, unos huevos de patos. Los patitos nacidos de esos huevos giraban la cabeza y se dirigían hacia él en cuanto comenzaba a hablar, como si existiese entre ellos y él una auténtica comunicación a través de los sonidos del habla. En una de las fotografías, se veía una fila de patitos siguiendo a **Lorenz** después de romper la que formaban detrás de su madre.

El «maternaje» de su voz impresionó a la comunidad científica y a **Tomatis,** quien decidió continuar los experimentos con otros animales, como cerdos o cabritos. El resultado fue el mismo: la cría era capaz de reconocer el «grito» de su madre emitido a través de una grabación, entre los gritos de muchas hembras. Lo mismo sucede con las ballenas, que reconocen la particular canción de su madre en medio del océano.

Así pues, la adquisición del lenguaje en el niño puede ser estimulada desde el momento de la gestación por la voz de la madre. Si ella le habla, él escucha, y lo que escucha se convertirá en base y cimientos de lo que más tarde será su lengua materna. Quiero añadir ahora algún dato más sobre la voz de la madre y el desarrollo del habla en el hijo.

En un estudio publicado en la revista *Science Advances,* se sugiere que la estimulación del lenguaje a través de la voz de la madre en etapas prenatales produce cambios en la actividad neuronal, que contribuyen al **procesamiento de habilidades lingüísticas.** Desde antes de nacer, el cerebro del bebé empieza a modelarse, a partir de esas primeras experiencias con el lenguaje, para comprender su lengua nativa.

La autora del estudio, **Judit Gervain,** investigadora del Centro de Neurociencia de la Universidad de Padua (Italia), afirma: «Estudios anteriores, incluidos estudios de nuestro laboratorio, demostraron que esta experiencia prenatal moldea la capacidad de los bebés para percibir el habla y moldea los mecanismos cerebrales relacionados con el lenguaje. Lo nuevo de nuestro estudio es que mostramos el aprendizaje a medida que se desarrolla. Descubrimos que la actividad del cerebro del recién nacido se modifica en tiempo real, incluso varios minutos después de escuchar el habla en el idioma nativo, es decir, el lenguaje escuchado antes del nacimiento».

Si bien sus hallazgos sugieren que el periodo prenatal sienta las bases para un mayor desarrollo del lenguaje, su impacto no es determinista. Por eso, si el idioma que escucha prenatalmente no es el que el bebé aprenderá después del nacimiento, debido a una adopción o un cambio de residencia, etc., no haber tenido experiencia prenatal no tiene un efecto perjudicial fuerte, ya que los recién nacidos pueden aprender idiomas a los que no estuvieron expuestos prenatalmente.

En cualquier caso, la importancia de la exposición al lenguaje ya está reconocida como un elemento clave en el neurodesarrollo. En la unidad de neonatología del Hospital Vall d'Hebron de

Barcelona, que atiende a niños prematuros, acostumbran a usar las voces de la madre como una herramienta de neuroestimulación en las incubadoras.

A partir del sexto o séptimo mes, el feto no solo es capaz de crear respuestas a estímulos sensoriales, sino que también puede llegar a «memorizarlos». En este momento de la travesía, conoce perfectamente la voz de su madre, entre otras muchas que puede oír, y puede reconocer también la de su padre, siempre que utilice como canal a la madre. No es un hecho extraño, puesto que el feto ha ido desarrollando su sistema auditivo desde hace ya varios meses.

El feto memoriza los sonidos, pero también los ritmos que él ha percibido, a menudo antes de su nacimiento y que ajustará en su memoria como sonidos de apaciguamiento y amor.

Entre los estudios sobre las reacciones del recién nacido a los sonidos que escuchó dentro del útero, voy a relatar una experiencia llevada a cabo en el servicio de ginecología y obstetricia del doctor **M. Bertrand,** en el Hospital de Saint Cloud, cerca de París, donde se utiliza la sofrorrelajación obstétrica; técnica en la que se emplean palabras, música o frecuencias bajas, a fin de provocar en la mujer que va a dar a luz un estado de hipovigilancia.

A partir del séptimo mes de embarazo, una mujer escucha cada día, a las mismas horas, los mismos fragmentos de música, mientras que un emisor-receptor colocado en la vagina permite al padre hablar a su futuro hijo. Su voz es grave y contiene frecuencias bajas.

El día del parto, generalmente en el estado de dilatación, la mujer escucha los mismos fragmentos de música y, en el momento de la expulsión, el padre se dirige, con su voz, al niño que está naciendo.

Según testimonio del doctor **Bertrand,** sucede lo siguiente: «Entonces, se asiste a un acontecimiento extraño. El recién nacido está extraordinariamente calmado, no llora, parece escuchar y pasa, así, sin miedo, de su medio líquido familiar a nuestro medio aéreo, todavía desconocido. La voz del padre y la música desempeñan, pues, un rol de transición, de guía, de reconocimiento».

Así, esta primera experiencia de presencia aseguradora permite al recién nacido vivir el primer traumatismo de su existencia como menos peligroso: él ya habrá polarizado su interés sensorial y afectivo sobre lo que será en adelante parte de su mundo exterior. Se abre, de esta manera, una nueva puerta a la psicopatología del recién nacido.

En 2001, en *Pediatrics,* se publicó una investigación con la que se demuestra que, en el momento del destete, el lactante prefiere sabores que había percibido en el útero durante un periodo determinado, si bien estos sabores no se le habían proporcionado durante la lactancia. Por lo tanto, el feto tiene memoria.

El doctor **Carlo Bellieni** —del Departamento de Terapia Intensiva Neonatal del Policlínico Universitario de Siena— ha llevado a cabo un estudio sobre qué sucede a los niños hijos de bailarinas que, en el embarazo, no habían dejado de bailar, comprobando que, para dormirse, requerían ser acunados más enérgicamente que los demás.

Poco a poco, las investigaciones científicas van confirmando aquello que intuitivamente sabemos sobre el vínculo afectivo entre la madre y su bebé, demostrando que ellos ven, oyen y recuerdan. Si antes de nacer la música sirve de abrazo sonoro en la calidez del útero materno, podemos asegurar que allí comenzará a formarse el lenguaje del afecto que, más tarde, se expresará en palabras y caricias.

Los neurofisiólogos han estudiado más a fondo la vida intrauterina, a raíz de todos estos descubrimientos. Han demostrado que, si se registran los ruidos del cuerpo de la madre, tal y como son percibidos por el feto, una vez que ha nacido, su escucha le produce un descanso inmediato, incluso si en esos momentos está comiendo.

Resumiendo, en unos cuantos trabajos realizados principalmente en su laboratorio, **Jean-Pierre Lecanuet y Carolyn Granier-Deferre** muestran que el feto humano es capaz de aprendizaje (como lo manifiesta la habituación de la desaceleración o de la aceleración del ritmo cardíaco). Este aprendizaje atañe a varios parámetros sonoros, como la altura, el timbre o la intensidad. Por otra parte, el feto sería capaz de memorizar algunas características de los sonidos, puesto que el recién nacido de dos a cuatro días prefiere oír los sonidos a los que ha estado expuesto en el estadio fetal.

Una primera aplicación de este hallazgo llevó a los japoneses a grabar un disco, que lanzaron al mercado con la indicación de que podía calmar a los bebés. Evidentemente, estaban grabados los ruidos intrauterinos.

Pero la voz de algunos psicólogos y pediatras se hizo oír, no considerando adecuado volver a «colocar» al bebé en el ambiente intrauterino. Y se plantearon varias preguntas. ¿No es, en cierta medida, hacerle regresar? ¿No es hacerle más dependiente, en lugar de permitirle remontar sus llantos, y provocar un reflejo pavloviano, desprovisto de afectividad? Resulta evidente que cabe desconfiar de las aplicaciones abusivas de tales resultados, que siguen siendo muy controvertidos, en un campo delicado, donde se impone la necesidad de estudios adicionales.

Por último, voy a presentar un estudio científico desarrollado por el Hospital Central de la Universidad de Helsinki y publicado en la revista *Plos One,* en el que se demuestra que los recién nacidos **recuerdan las nanas** que han oído durante los últimos tres meses de su vida intrauterina e incluso años posteriores a su nacimiento, tal y como se certifica.

Los investigadores monitorizaron todo lo que ocurría en el vientre de 24 mujeres durante las 24 horas en el último trimestre de embarazo. Las mamás pusieron tres tipos de músicas diferentes a sus bebés en el útero cinco veces a la semana. Tras el nacimiento de los pequeños, los científicos estudiaron si la exposición a este estímulo durante su formación en el vientre materno había dejado alguna **marca a nivel neuronal.** Para realizar este experimento, utilizaron la técnica llamada *event-related potentials,* que permite medir una reacción en el cerebro como respuesta electrofisiológica a un estímulo.

Sabemos que el bebé escucha y percibe el sonido a través de un **«preoído»,** que se desarrolla a partir de las tres semanas de gestación. Durante las pruebas efectuadas, justo después del nacimiento, y en los cuatro meses sucesivos, los investigadores pudieron comprobar que los niños que habían escuchado melodías en el vientre de sus madres reaccionaban cuando escuchaban las mismas sintonías. Algunos de los niños examinados sonreían, otros se tranquilizaban durante el llanto y otros se emocionaban al oírla.

Se trata, por tanto, del primer estudio donde se documenta por cuánto tiempo los recuerdos fetales permanecen en el cerebro. «Los resultados son significativos, porque nos permiten analizar las bases de la memoria de los fetos y los mecanismos mnemotécnicos más primordiales que hoy día no conocemos», señala **Minna Huotilainen,** coordinadora del estudio.

«Todo lo que ocurre alrededor del feto deja marcas en él, tanto positivas como negativas. Los estímulos que reciben en el vientre de las madres **modifican su cerebro** y efectivamente, cuando nacen, son capaces de responder a eso que han sentido cuando aún estaban en el espacio intrauterino», señala la doctora

Carmen Rosa Pallás, la jefe de Neonatología del Hospital 12 de Octubre de Madrid, quien añade que es muy recomendable que **las madres les canten** a los bebés, para estimularlos cuando aún están en sus vientres. El nuevo campo de la psicología pre y perinatal seguramente nos aportará nuevas evidencias, a medida que otras investigaciones se vayan sumando.

Esperemos que la ciencia aporte nuevos datos sobre la audición fetal, sobre ese universo sonoro del navegante solitario que, durante nueve lunas, va «grabando» lo que le llega, desde dentro y desde fuera. Y, más aún, confiamos en que las madres y los padres sean conscientes de que su hijo está a la escucha, esperando su alimento afectivo, en forma de palabras, de canciones, de caricias y de abrazos sonoros.

2.5 ¿LECCIONES EN EL ÚTERO?

El desarrollo precoz en el útero de los sentidos tiene una doble función: la de modelar el sistema nervioso central, proporcionando estímulos que interactúan con el crecimiento de grupos de neuronas, dirigiéndolo por un camino fisiológico, y la de introducir al bebé que va a nacer en el mundo exterior, produciendo un tipo de aprendizaje en el útero.

Los caminos neurológicos que el niño usará para pensar y recordar comienzan en el útero, según el doctor **Mortimer Rosen,** de la Universidad de Medicina del Columbia College. Él afirma que los circuitos neuronales del cerebro están tan adelantados como los que tiene el recién nacido para prestar atención o discriminar lo nuevo de lo conocido.

El doctor **Thomas R. Verny** descubrió que el bebé en el útero materno posee el potencial neurológico suficiente como para que podamos hablar de una rudimentaria forma de conciencia, como acabamos de ver.

El neurólogo **Dominick Purpura,** de la Escuela de Medicina Albert, de Nueva York, realizando estudios sobre el cerebro de fetos tras abortos espontáneos, descubrió que el córtex del cerebro humano —la base del pensamiento— forma la estructura necesaria para un aprendizaje intermitente entre las 28 y 32 semanas de desarrollo.

Barbara Kisilevsky (*Psychological Science,* mayo de 2003) y un equipo de obstetras de Hangzhou (China) descubrieron que el feto puede aprender en el útero, puede recordar y reconocer la voz de su madre aun antes de nacer y puede diferenciarla de la voz de otra mujer. En otros estudios anteriores, se había mostrado que los recién nacidos prefieren escuchar la voz de su madre a la de otra mujer, y que saben modificar su comportamiento, para suscitar la emisión de esa voz. **Kisilevsky** probó que tal posibilidad existe desde antes del nacimiento. La experiencia uterina de las interacciones del bebé con la voz de su madre tiene un impacto ulterior sobre el comportamiento del recién nacido y sobre la instauración del fenómeno de vinculación de madre-hijo.

De acuerdo con estos datos científicos y con lo que ya sabemos, si el feto es capaz de oír, escuchar, pensar y recordar, nos podríamos preguntar: «¿Acaso existe la posibilidad de un aprendizaje uterino?», «¿podría ser el útero la primera escuela?», «¿sería beneficioso para su desarrollo recibir lecciones?».

Estas preguntas y otras muchas no tienen respuesta unánime por parte de la comunidad científica, de modo que son los padres quienes deberán decidir si quieren comenzar un programa de estimulación prenatal, aprovechando esta travesía de nueve meses para tener a un hijo «sabio en alguna materia» o prefieren que la estimulación tenga como finalidad conectar emocionalmente con su bebé, generando un vínculo afectivo, que le servirá de soporte y elemento para un apego seguro una vez que nazca.

La «estimulación prenatal» es un conjunto de actividades realizadas durante la gestación que facilitarán la comunicación y el aprendizaje del niño por nacer. De esta forma, el niño será capaz de potenciar su desarrollo sensorial, físico y mental. En la «estimulación prenatal», se hace uso de técnicas auditivas, táctiles, visuales y motoras.

Anteriormente, se pensaba que el cerebro fetal era inmaduro, incapaz de pensar o tener memoria y que no era posible ningún proceso de aprendizaje que no fuese una respuesta refleja, pero, en la actualidad, en numerosas investigaciones relacionadas con la estimulación prenatal, se afirma que el bebé, antes de nacer, es capaz de obtener y procesar información de diversos estímulos y que existe una relación entre el desarrollo del cerebro y los órganos de los sentidos del bebé dentro del útero.

La «estimulación prenatal» está basada en el desarrollo y maduración del sistema nervioso central y, en particular, del cerebro, el cual está constituido por millones de células llamadas «neuronas». Las «neuronas» se interrelacionan o se comunican entre sí, formando lo que llamamos «sinapsis» (unión de una neurona con otra); la función de las sinapsis es importante ya que, al recibir información del medio, permitirá integrar cada una de las neuronas en un sistema nervioso complejo, que definirá el futuro del niño.

Desde la etapa prenatal, el ser humano comienza a relacionarse con el medio ambiente. En esta etapa, ya posee una herencia biológica con todas las conductas aprendidas a través de la evolución y heredadas de los genes (reflejos y programas instintivos), y es en ella donde el nuevo ser humano comienza a incorporar los estímulos que van captando sus órganos de los sentidos.

Es precisamente, en esta etapa, cuando cada área del cerebro experimenta su proceso de especialización, el cual le permitirá cumplir con su función específica. La estimulación prenatal permite, entonces, sentar las bases para la configuración del cerebro que, en el momento del nacimiento, aún no ha completado su maduración.

Se han realizado numerosas investigaciones en estimulación prenatal, demostrando beneficios no solo para los bebés, sino también para el establecimiento del vínculo afectivo y la relación de padres-bebé. La estimulación prenatal permite optimizar el desarrollo de los sentidos del feto como base para su aprendizaje y permite desarrollar destrezas cognitivas e intelectuales.

En las investigaciones de **Thomas R. Verny y Rene Van De Carr,** se indica que los bebés estimulados muestran, al nacer, mayor desarrollo en el área visual, auditiva, lingüística y motora; en general, duermen mejor y están más alerta, seguros de sí mismos y afables, con relación a aquellos que no han sido estimulados. También muestran mayor capacidad de aprendizaje, por el hecho mismo de estar en alerta, y se calman fácilmente al oír las voces y la música que escuchaban mientras estaban en el vientre materno.

Los estudios han demostrado que las madres que estimularon a sus bebés se mostraron más seguras y activas durante el nacimiento y experimentaron mayor éxito durante el periodo de lactancia. Los bebés estimulados y sus familias mostraron lazos más intensos y una mayor cohesión familiar. La estimulación prenatal, como vemos, provee de una base duradera para la comunicación amorosa y las relaciones de padres-hijos.

Se desconocen aún los aspectos que dependen de un programa genético preestablecido, que marca las líneas directrices del desarrollo del futuro bebé, y los que dependen de la estimulación sensorial del entorno. Pero sí existen evidencias de que hay periodos sensibles o momentos críticos, durante los cuales es preciso estimular una función determinada para que esta se asiente; por ejemplo, se afirma que, si a un niño no se le habla durante los primeros años de vida, jamás será capaz de expresarse.

También se ha comprobado que el desarrollo de un sistema sensorial depende estrechamente del desarrollo de los demás sistemas. La experimentación animal nos enseña que la sobreestimulación de un sistema determinado en un momento preciso de la gestación puede producir una regresión en otro campo. Por tanto, puede resultar peligroso tratar de estimular exageradamente la audición del feto, basándose en los descubrimientos de sus precoces capacidades auditivas.

Algunos investigadores han desarrollado métodos de estimulación auditiva creyendo que, de este modo, van a fabricar genios de las matemáticas, grandes músicos o políglotas, lo que denota una cierta osadía, pues se ignoran por completo las consecuencias posibles de una sobreestimulación semejante y no se poseen suficientes datos sobre las repercusiones en el desarrollo global del feto. Solo sabemos que se verán afectados los otros sistemas sensoriales.

Según **Marie-Claire Busnel,** investigadora en genética y en audición prenatal en la Universidad de París, «al estar el bebé en formación, sus órganos aún son muy frágiles y un exceso de estímulos puede alterar la evolución normal». Por otros estudios, se sabe que la estimulación excesiva de un sentido va en detrimento de otro, ya que hay una gran interdependencia entre ellos.

Rene Van De Carr es un obstetra y ginecólogo de Hayward (California), que ha fundado la Universidad Prenatal. En ella, los futuros padres «enseñan e instruyen» al feto a través de un sistema de tacto combinado con palabras. Los padres se dirigen al hijo mientras le dan palmaditas sobre el vientre. Las clases comienzan en el quinto mes de embarazo.

A los siete meses, el feto empieza a dominar palabras que los padres le enseñan en dos sesiones diarias de cinco minutos cada una. Parece ser que los fetos «graduados» en esta universidad de bebés se diferencian claramente de aquellos que no han asistido a clase, porque comienzan a hablar mucho antes y manifiestan un desarrollo acelerado en la adquisición de otras habilidades.

Pero... ¿trasladar el claustro educativo al claustro materno es lo ideal? El investigador español **Joaquín Grau,** experto en técnicas regresivas, y muchas otras personas preocupadas por esta delicada y crucial etapa del desarrollo contestan rotundamente que «no» y, desde la **Asociación Nacional de Educación Prenatal (ANEP),** nos recomiendan hablar de una «educación prenatal» más que de una «estimulación prenatal».

En la «educación prenatal», se propone dar al futuro bebé las mejores condiciones, que le permitan desarrollarse mejor, según su proceso natural y según su propia dinámica; que le permita desarrollar todas las capacidades, todas las facultades incluidas en su capital genético. En la «educación prenatal», no se propone una técnica nueva, sino que se trata de difundir los conocimientos actuales relacionados con esta educación, que se opera naturalmente durante los nueve meses de gestación. Pero, al hablar de educación antes de nacer, deberemos diferenciar este concepto del de «instrucción». «Instruir» es transmitir conocimientos y habilidades, para lo cual se utilizan métodos de aprendizaje. En cambio, la «educación» se refiere al despertar y al desarrollo de todas las potencialidades, y de su adaptación al medio.

No podemos olvidar que el desarrollo del futuro bebé es un proceso armónico; un milagro de equilibrio, donde el pequeño navegante crece siguiendo un minucioso programa, una carta de navegación detallada, que le permitirá llegar a buen puerto. Por eso, más que inculcar palabras, números y otros conceptos teóricos en la mente del no nacido, resulta más positivo fortalecer el vínculo afectivo entre la madre y su hijo, aprovechando esos meses de íntimo contacto, para despertar su potencial.

Evidentemente, tan perjudicial podría ser una sobreestimulación sensorial como una estimulación deficitaria. Si durante la vida intrauterina el feto ha sido peligrosamente hipoestimulado, cuando nazca, en la vida exterior, estará desfasado; su desarrollo lo acusará. En general, será un niño hipotónico, «blando», que carecerá de respuestas nerviosas correctas y que, posiblemente, presentará un claro retraso en la adquisición de los mecanismos básicos de aprendizaje (andar o hablar).

Por tanto, el «aprendizaje prenatal» es posible y la clave está en su capacidad para oír, como ya hemos demostrado. A través de lo que oye, el no nacido aprende; se siente amado, protegido, amenazado o traumatizado. ¿Podría constituir un método infalible para desarrollar a los genios del tercer milenio? Es necesario investigar más en este campo y observar cómo se desarrollan los niños que han sido sobreestimulados, no solamente en cuanto a resultados «intelectuales», sino también en cuanto a su vida afectiva y emocional, y en su capacidad de interactuar con los demás. Lo más importante sería lograr un equilibrio físico, mental, emocional y espiritual.

El concepto de «inteligencia emocional» nos ayuda a comprender que la persona inteligente no es aquella que «sabe mucho», que tiene muchos conocimientos o habilidades, sino aquella que es capaz de conocerse a sí misma, manejar sus emociones, relacionarse mejor con su entorno, abrirse al mundo con una verdadera actitud de aprendizaje y que presta atención tanto a su desarrollo mental como al emocional. Esto nos ayuda a cuestionar la conveniencia, o no, de una excesiva estimulación en el útero dirigida solamente, o de forma preferente, a que el feto incorpore datos.

En otro sentido, y poniendo ahora el acento en la personalidad, en numerosas investigaciones, se coincide en que las actitudes y sentimientos de la madre en la etapa prenatal influyen en la personalidad del niño. El bebé, antes de nacer, no solo es capaz de experimentar a través de sus sentidos y de aprender; es capaz de sentir y percibir emociones, sentimientos, mensajes…, que le son transmitidos en el útero a través de ella. Esto nos da a conocer la poderosa fuente de aprendizaje que es la madre; sus alegrías, la satisfacción y el amor que tiene le son transmitidos al bebé, como también sus penas, miedos y angustias.

Según el biólogo celular americano **Bruce Lipton,** «los futuros padres son "verdaderos ingenieros genéticos"; es urgente que estén informados de que sus pensamientos, sus emociones y actitudes influyen directamente en la selección y reescritura del código genético del niño en el útero».

Pilar Vizca/no, fundadora y expresidenta de ANEP, nos aporta una reflexión muy profunda sobre este tema, haciendo referencia a la física cuántica. Sus descubrimientos han cambiado también la visión de cómo analizar un experimento, y qué variables influyen en él, al tomar como variable importante la «conciencia del observador», y cómo esa conciencia va a modificar la forma y el comportamiento de las «partículas subatómicas». Lo biológico dependería, pues, de lo psíquico. Si nos centramos en el desarrollo prenatal o proceso de formación del ser humano, la observadora y protagonista es la madre. Esta, con su conciencia, sus actitudes e ideas, está modificando el comportamiento de las partículas que forman el organismo de su hijo o hija. ¿No es, pues, verdaderamente importante su rol en la transmisión de la vida y sus consecuencias?

De lo anterior, podemos deducir la importancia de los padres y, sobre todo, de la madre, que no solo es una observadora, sino que es una participante activa: sus pensamientos, sus estados de ánimo, su conciencia están influyendo sobre el bebé.

Pero los investigadores también afirman que no todos los conflictos, angustias o preocupaciones afectan al bebé; solo se consideran aquellas perturbaciones profundas y duraderas que comprometan la seguridad de la madre y del bebé; en todo caso, hay situaciones estresantes, eventos inesperados o inevitables, como la muerte de un familiar o del cónyuge o problemas económicos, que afectan a la madre y al bebé. Para poder afrontar adecuadamente estas situaciones, lo mejor será pensar en el bienestar del bebé y transmitirle mucho amor. Según el doctor **Thomas R. Verny,** el amor es el mejor escudo protector que puede hacer frente a condiciones muy adversas, y esto es muy reconfortante para aquellas madres que han pasado por circunstancias difíciles durante su embarazo.

Él también afirma que el bebé tiene en el vientre «experiencias» y que estas son almacenadas en su memoria y, posteriormente, se presentan en la vida adulta a manera de «huellas». Los bebés, incluso antes de nacer, tienen una necesidad de amor, que es alimentado por los sentimientos y pensamientos de la madre. Sobre esto comenta: «El amor de una madre hacia su hijo, las ideas que se forma de él y la riqueza de comunicación que establece con él tienen una influencia determinante sobre su desarrollo físico, sobre las líneas de fuerza de su personalidad y sobre sus predisposiciones de carácter».

Hemos hablado hasta aquí de la «percepción fetal», pero podemos preguntarnos: «¿Tiene conciencia el feto de su universo uterino, aunque sea rudimentaria?». Ya sabemos que comienza muy pronto a tocar las paredes del útero, queriendo conocer los límites de su pequeño universo.

Para contestar a esta pregunta, deberíamos definir primero qué entendemos por «conciencia». No vamos a extendernos ahora; diremos que su percepción es limitada, pero ¿acaso la nuestra no lo es también? Las experiencias relatadas por personas en estado de conciencia alterada o, más bien, expandida nos demuestran lo limitada que es nuestra percepción en el modo de conciencia ordinaria.

¿Conocemos acaso dónde están las «paredes» del cosmos? ¿No será la investigación espacial un deseo profundo de conocer los límites de nuestro universo, con el fin de sentirnos más seguros?

RECUERDE

- El bebé, en el útero, es un ser sensible que reacciona porque, desde su concepción, sus células se informan, al mismo tiempo que se forman.

- El cuerpo humano tiene una red neuronal especializada en interpretar la carga emocional de las caricias. Los fetos que sienten las caricias de su madre nacen con una mayor maduración y mejor desarrollo.

- A los tres meses, el feto puede apreciar el sabor del líquido amniótico, y es capaz también de olerlo. Cada madre «huele» especial y, como mamífero, al nacer, buscará y reconocerá a su madre por el olor.

- El feto reacciona a estimulaciones auditivas a partir de la vigesimosexta semana, pero las recibe, aunque no responda a ellas, a partir de la octava semana. En un primer momento, la percepción de los sonidos se realiza a través de todo su cuerpo, que capta las vibraciones acústicas por la piel. Más adelante, será a través del oído.

- La voz de la madre y el latido de su corazón se convierten en la primera experiencia de seguridad, de presencia y de calor humano. Es un alimento sónico y afectivo que necesita, tanto como el alimento físico, para formarse armónicamente y sentirse bien.

- La adquisición del lenguaje en el niño puede ser estimulada desde el momento de la gestación por la voz de la madre. Si ella le habla, él escucha, y lo que escucha se convertirá en base y cimientos de lo que más tarde será su lengua materna.

- El doctor Thomas R. Verny ha descubierto que el feto posee el potencial neurológico suficiente como para que podamos hablar de «conciencia» y «memoria fetal».

- Carl G. Jung fue el primer psicólogo que se atrevió a hablar de experiencias prenatales. El ser humano adulto es capaz de recordar, en estado expandido de conciencia, experiencias prenatales y perinatales.

- La «educación prenatal» se refiere al despertar y al desarrollo de todas las potencialidades del niño y de su adaptación al medio.

- Una estimulación deficitaria puede traer como consecuencia un retraso en la adquisición de las funciones básicas, como andar y hablar, así como un escaso interés por conocer y descubrir.

- Hemos aprendido a sentir antes que a pensar y comprender.

- Los futuros padres son verdaderos ingenieros genéticos, puesto que sus pensamientos, emociones y actitudes influyen directamente en la selección y reescritura del código genético del bebé en el útero.

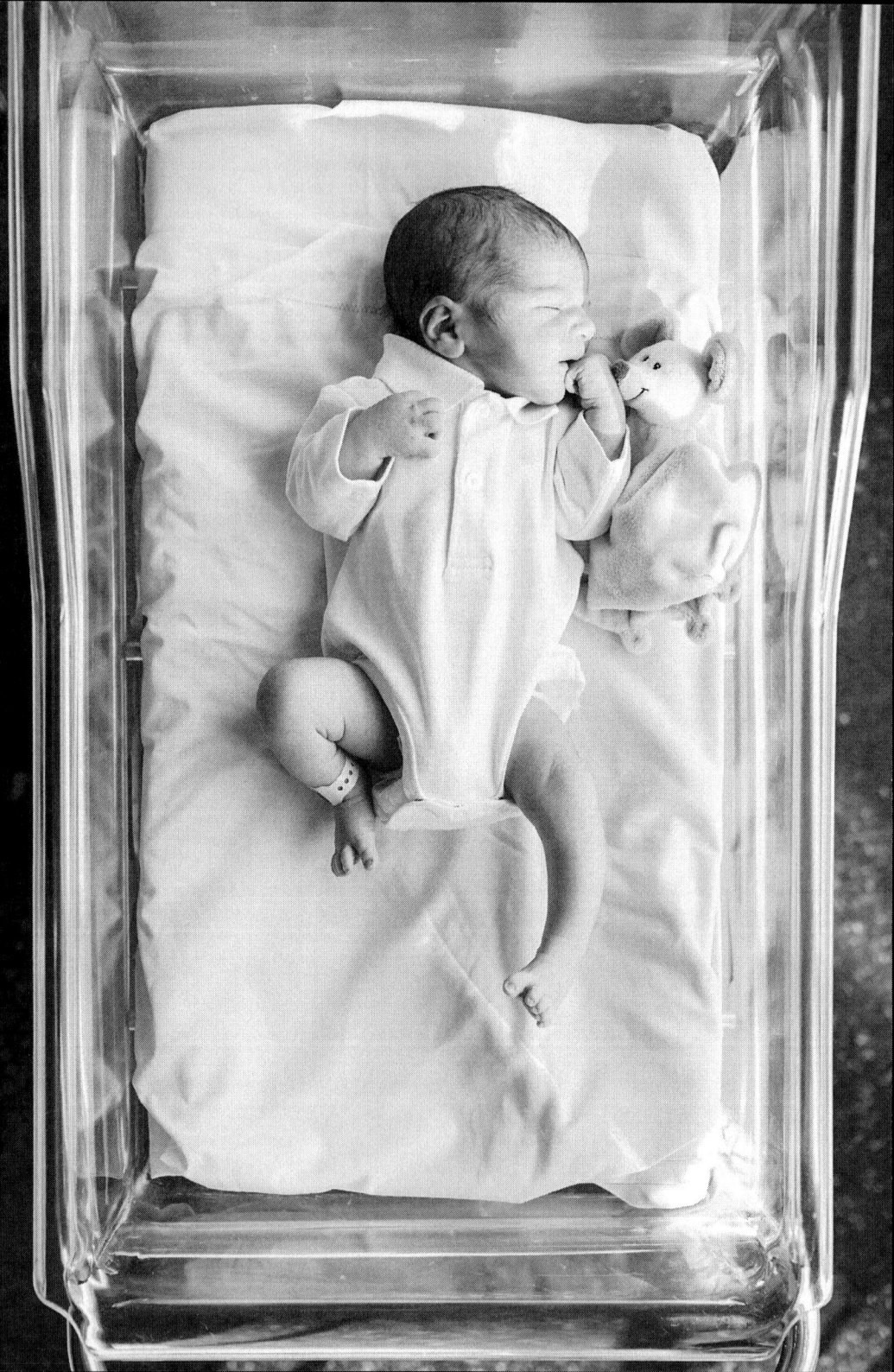

3

DIARIO
DE A BORDO

3.1 ME PREPARO PARA EL MUNDO EXTERIOR

Soy un embrión de **un mes**.

Tengo una longitud de 7,5 a 10 milímetros. Se empiezan a configurar rudimentos de ojos, con un pigmento oscuro que llaman «retiniano primario». Mi nariz comienza a dibujarse, aunque solo son dos orificios con rebordes, y aparecen rasgos de mis orejas, unas prominencias auriculares que se van uniendo, para formar el oído externo. Mi corazón late, aunque de forma irregular. Están apareciendo las vértebras, esbozos de brazos y los vasos sanguíneos. Poseo una cola que irá desapareciendo a medida que yo crezca. Tengo un aspecto un poco raro, pero ten en cuenta que tú también fuiste así en algún momento de tu vida... ¡Parezco un renacuajo!

Ya tengo **dos meses** y he crecido: mido casi tres centímetros. Me comienzan a aparecer los brazos y las piernas, pero mis dedos aún están unidos por una fina membrana. Los hombros, caderas y rodillas ya están formados. Mi cabeza es enorme, porque el encéfalo va desarrollándose muy rápido, y están ya presentes las tres zonas principales. Se me empieza a definir la cara, donde destaca una gran boca, el comienzo de las fosas nasales y ese pigmento oscuro, que más adelante serán mis ojos. Ya se me pueden ver los genitales, pero todavía no se si voy a ser niño o niña. El oído externo ya está formado y el mecanismo interno está casi completo. Se ha formado el tracto digestivo, el bazo y el páncreas.

Tengo reflejos de succión y de presión. El corazón bombea y, si me hicieran un electrocardiograma, saldría similar al de un adulto.

Mi cara empieza a tener mejor aspecto; empiezo a estar presentable...

Ya soy un feto: tengo **tres meses**; la travesía va bien. Sigo creciendo: ya mido, más o menos, 8 centímetros y peso unos 15 gramos. Se van perfilando los dedos de las manos y los pies, con unas uñitas blandas. Tengo sensibilidad y, a través del tacto, me voy reconociendo el cuerpo y los límites de mi nave. Si noto sensaciones agradables que vienen del exterior, me acerco a la pared abdominal de mi mamá, los límites de mi reino. Pero, si percibo un peligro, si alguien pellizca en la tripa, me alejo rápidamente. Ya puedo dar patadas, mover los dedos de los pies, fruncir el ceño y juntar los labios.

Mi encéfalo ya está casi desarrollado. Comienza a funcionar el sistema circulatorio y el urinario. Las cuerdas vocales ya están formadas, aunque no puedo hablar ni llorar. En este mes, van a madurar el hígado y los riñones y comienzan a aparecer en mi boca rudimentos de germen dental.

Las papilas gustativas están estructuralmente maduras; por eso, ya sé cómo sabe el líquido amniótico, y es agradable: me gusta. El nervio olfativo está plenamente desarrollado. Los pulmones y el paladar también se han terminado de formar. Todos los sistemas principales están completos. Mi estómago comienza a funcionar y ¡ya sé qué sexo tengo!

Tengo **cuatro meses** y ya mido entre 10 y 17 centímetros. Este es el periodo de máximo crecimiento. Mi peso está entre 55 a 120 gramos. Mi sexo se distingue perfectamente. Me está saliendo en la cabeza una pelusilla muy fina. Mis dedos ya se han separado y me gusta mucho moverme. Me parece que el corazón late de forma regular, con pulsaciones de entre 120 a 140 por minuto.

La estructura de la epidermis está terminada. Las glándulas sebáceas y sudoríparas, protectoras de mi piel, empiezan a funcionar. Ya succiono el líquido amniótico que tanto me gusta.

Me ha empezado a funcionar el sistema vestibular, el responsable del equilibrio, localizado en el oído interno. Es muy importante para la navegación y, además, me permitirá encontrar la posición correcta cuando llegue el momento final de este viaje. En la superficie del cerebro, se están formando muchas circunvalaciones. Mis ojos son sensibles a la luz; si proyectas sobre la tripa de mi madre una luz muy potente, yo puedo taparme los ojos con las manos. Me agarro de vez en cuando al cordón umbilical y, cuando me apetece, me chupo el dedo: ¡sabe rico!

Este viaje me está resultando muy interesante. Tengo ya **cinco meses**, mido 20 centímetros y peso aproximadamente 350 gramos. Ese pelillo que el mes pasado me salió por la cabeza me está cubriendo todo el cuerpo; no me siento favorecido. Pero estoy muy contento, porque mamá siente cuándo me muevo y, entonces, se dirige a mí y me habla.

Mi oído está desarrollado. Soy capaz de percibir los sonidos agudos y las melodías que escucha mamá y, por supuesto, su voz. También me llegan algunos ruidos de fuera y las bajas frecuencias de la música. Si me llega un ruido muy fuerte, ya soy capaz de cubrirme los oídos con las manos.

Duermo mucho y me despierto sobresaltado si oigo algún ruido fuerte. Además, mi corazón late fuerte y seguro; incluso se puede escuchar con un aparato especial. La circulación de la sangre es ya completa.

En los dedos, aparecen las huellas digitales; es como mi señal de identidad. A veces, me entra hipo; otras veces, bostezo. El cerebro está casi completamente formado. Alterno periodos de sueño y somnolencia con otros de actividad. Parezco un astronauta en el interior de una cápsula espacial cuando está ingrávido. Doy volteretas, empujones con los pies y me lo paso en grande.

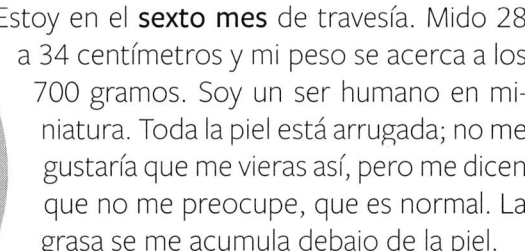

Estoy en el **sexto mes** de travesía. Mido 28 a 34 centímetros y mi peso se acerca a los 700 gramos. Soy un ser humano en miniatura. Toda la piel está arrugada; no me gustaría que me vieras así, pero me dicen que no me preocupe, que es normal. La grasa se me acumula debajo de la piel.

Cada día estoy más contento, porque me llegan los estímulos externos, los ruidos, la música, la luz incluso; empiezo a darme cuenta de que, en el mundo exterior, me esperan ex- periencias apasionantes, y hay cosas maravillosas, pero hay algunas músicas y ruidos que no me gustan nada; me dan miedo, y procuro que mamá se entere, pues comienzo a patalear con fuerza. ¡Si pudiera hablar y explicárselo!

Ya soy capaz de oír correctamente. Duermo de dieciocho a veinte horas y tengo sueños muy bonitos que algún día te contaré, pero, cuando me despierto, me muevo mucho. Aquí estoy, flotando en este mar confortable y cálido pero que, en ocasiones, también es turbulento.

Sigo creciendo: ya mido unos 38 centímetros y peso alrededor de 1300 gramos. He cumplido **siete meses** y esto es muy importante para mí. Mi piel es rojiza, pero está cubierta por una sustancia rara, blanquecina.

Las membranas de los ojos han desaparecido; tengo unos bonitos ojos: estoy orgulloso. He descubierto que me encanta chuparme el dedo, y me muevo muy bien, aunque cada vez tengo menos espacio; por eso, no puedo hacer las cabriolas que hacía antes. Ya puedo deglutir.

Mis dos hemisferios cerebrales se expanden enormemente, y se han formado seis capas, con grandes circunvoluciones. Escucho la música y me puedo mover siguiendo su ritmo, y voy teniendo mis preferencias: ya te las contaré. Si escucho algo que me gusta, hago movimientos muy suaves, como si bailara, pero, si algo no me gusta, como no puedo chillar, doy patadas con fuerza.

Le han dicho a mamá que ya estoy completo y podría nacer, pero es mejor que siga este apasionante viaje, pues son muchas las cosas que tengo que experimentar antes de llegar a puerto; además, me queda la etapa más interesante y no me la quiero perder.

Me gusta oír la voz de mamá; me lee cuentos y me canta canciones muy bonitas, que me ayudan a estar tranquilo.

Tengo **ocho meses**; siento cómo se acerca el final del viaje. Mido unos 45 centímetros y peso entre 1700 y 2700 gramos. Menos mal que se me van quitando las arrugas de la cara y la piel se está volviendo rosácea; tenía un poco de miedo a quedarme así. El cerebro está perfectamente constituido y los dos hemisferios cerebrales trabajan juntos, pero el sistema nervioso no se ha completado todavía. Ya tengo cejas y pelo.

He cambiado de postura; estoy con la cabeza para abajo: así oigo mejor. Distingo la voz de mamá, la de papá y la de otras personas que hablan con ellos.

Noto que mamá, a veces, se pone nerviosa; quiere tenerlo todo preparado y, sin darse cuenta, se cansa y yo también me inquieto. Quiero decirte que no te preocupes, que no sientas ansiedad por mi llegada: solo felicidad y calma. Cuando llegue el momento del encuentro, yo te voy a ayudar; no tienes que hacerlo todo sola. Ahora descansa mucho, pues cada día peso un poco más.

Estoy en el **noveno mes** de travesía; el momento final de esta etapa del viaje se acerca. Mido 50 centímetros y peso unos 3400 gramos, más o menos. La piel ya está lisita, aunque cubierta de una crema protectora. Los dedos de las manos y los pies tienen unas uñas fuertes y desarrolladas, que han crecido por encima de las puntas. Mis ojos tienen un color gris aunque, luego, el color cambiará, pero no sé cuál va a ser. ¿Cómo te gustaría que fueran? No me muevo tanto como antes, porque apenas me queda espacio.

Quiero darte algunos consejos: relájate y visualiza que el momento del encuentro va a ser maravilloso, emocionante. También es importante que te repitas a ti misma frases positivas como, por ejemplo, «voy a dar a luz feliz y con normalidad» o «todo va a salir bien».

Yo voy a procurar que no te duela mucho, pero, por favor, no te duermas: me gustaría oír tu voz en esos momentos, dándome ánimos; para mí, también será difícil salir por ese sitio tan estrecho.

¡Recuerda: formamos un buen equipo!

3.2 PREFERENCIAS MUSICALES

La música ejerce una poderosa influencia sobre mí. Eso lo saben ahora los de ahí afuera porque, a través de las ecografías, me pueden observar y comprueban mis reacciones ante diferentes estímulos sonoro-musicales.

Tengo una especial predilección por las melodías acompasadas, y no me gustan los ruidos estridentes o esas músicas modernas que oí el otro día en una discoteca. Por cierto, menos mal que mamá se dio cuenta de mi malestar y se fue rápidamente de allí. A veces, me gustaría poder taparme los oídos, pero no puedo hacerlo; además, las vibraciones producidas por los instrumentos de percusión provocan un fuerte oleaje aquí dentro que no puedo evitar de ninguna manera.

Cuando oigo las Suites *para violonchelo* de **J. S. Bach,** me encantan. El otro día las escuchaba con mamá y me sentí muy bien; mi corazón latía al ritmo de la música: me quedé muy relajado. También me gustan las canciones que a ella le gustan, porque se siente bien y yo también.

Pero, a veces, llega mi hermana a casa y pone música muy rara: heavy metal, me parece que la llama; entonces, no sé qué hacer: me pongo a dar patadas, mi corazón se acelera un montón y me dan ganas de salir y decirle que ponga otra cosa, por favor, o que baje el volumen, para que yo no la oiga.

En esos momentos, intento comunicarme telepáticamente con mi madre y creo que le llegan mis pensamientos, porque oigo que su voz es más fuerte y se dirige a mi hermana pidiéndole que baje el volumen o que quite esa «música», diciendo la palabra con un tono diferente al habitual.

Hay algunas personas que han investigado en mis gustos musicales y les estoy muy agradecido. Aquí os cuento lo que dicen esos expertos y os ofrezco una lista de mis preferencias, por si os sirve de orientación, aunque lo que le gusta a mi madre y le hace sentir bien también me gusta a mí, porque siento que disfruta bailando con ella o moviéndose a su ritmo.

Michele Clements es una investigadora en medicina auditiva que trabaja en varios hospitales londinenses. Anteriormente, había sido cantante de ópera, y su amor por la música la llevó a especializarse en problemas del oído y en el uso terapéutico del sonido.

Ella ha escrito:

Nacemos con un ritmo. Él nos rodea y nos envuelve desde el comienzo de nuestra existencia en la matriz. El ritmo es un complejo e insistente sonido oído a través del fluido uterino, una orquestación de arterias y órganos internos del cuerpo; sonido primario que se imprime en la memoria de todos nosotros, incluso antes de nacer. Existe ahora una sustancial evidencia de que, durante las últimas dieciséis semanas de embarazo, los fetos son completamente conscientes de esa «música uterina». No es una coincidencia que algunas músicas más populares y emotivas, hacia las que mostramos preferencias más tarde, en nuestra vida como adultos, corresponden a ciertos ritmos y frecuencias contenidos en esos sonidos intrauterinos. Usando las técnicas más recientes, podemos aislar, identificar y sintetizar los placenteros tonos y ritmos.

Ha editado un disco que lleva por título *Durmiendo a un bebé,* en el cual ha seleccionado músicas que me gustan, como el *Canon* de **Pachelbel,** *Rêverie* de **Debussy,** *Las cuatro estaciones* de **Vivaldi,** etc. Y, entre tema y tema, ha grabado los sonidos sintetizados del útero.

Ha demostrado también que el niño, en el seno materno aún, tiene claros gustos musicales y aversiones muy definidas a determinadas músicas. Igualmente, es consciente de las voces y sonidos de todo el entorno de la madre. Efectuó un interesante experimento para constatarlo, siendo uno de los protagonistas y testigo de excepción **Yehudi Menuhin,** quien interpretó, con su violín, obras de Bach delante de varias mujeres embarazadas, mientras se veía a los fetos a través de monitores. La experiencia fue, para él, increíble, ya que pudo comprobar, a través de las ecografías, la reacción de los futuros bebés a su música.

El doctor **Harry Price,** musicoterapeuta norteamericano, estudió los efectos de la música sobre el feto. Price observó que el feto en el útero materno percibe los sonidos del exterior, sobre todo a partir del sexto mes, y es capaz de discriminar los sonidos que le gustan y los que no le gustan. Después de varios años de investigación, llegó a la conclusión de que unas obras musicales lo relajan mucho. Las obras que Price recomienda son las siguientes:

- Bach: largo del concierto en la Suite *en si bemol* y *Concierto de Brandeburgo, n.º 4.*

- Beethoven: sinfonía *Heroica* y sonata *Claro de luna.*

- Saint-Saëns: *Carnaval de los animales.*

- Wagner: preludio de *Parsifal* y *Tannhäuser.*

- Händel: ópera de *Serse.*

- Vivaldi: *Las cuatro estaciones.*

- Boccherini: *Minueto.*

- Albinoni: Adagio.

- Turina: *La oración del torero.*

En estudios posteriores, expuso otra conclusión muy interesante: si durante la gestación la madre escucha determinadas obras musicales que luego eran reproducidas una vez había nacido el niño, este, al oírlas, se calmaba la mayoría de las veces y entraba en un estado de sosiego.

Por lo tanto, recomendaba a las futuras madres escucharlas a lo largo del día, en distintos momentos, sobre todo a partir del sexto mes de gestación, pues el feto advierte ya sonidos.

Por supuesto, cada madre puede tener sus preferencias musicales y escucharlas durante el embarazo, pero deberá tener en cuenta que me gusta la música suave, armónica, bella, sin estridencias, donde aparezcan instrumentos de cuerda y de aire. El arpa me gusta mucho; el violín y la flauta, también.

Para defender mis intereses, se han creado asociaciones, como la **ANEP,** a las que estoy muy agradecido. También estoy agradecido al doctor **Douglas C. Hall,** profesor de Obstetricia de la Universidad de Florida, que se ha dedicado a investigar sobre mis preferencias musicales. Él se dedicó a controlar mi latido cardíaco y cómo eran mis movimientos mientras me hacía escuchar distintos tipos de música. Descubrió que la música *rock* (no toda, pero sí la que es agresiva y machacona) me inquietaba mucho y aceleraba mi pequeño corazón. La música clásica, melódica y suave, era mi preferida, y otras que se componen ahora, pero que son armoniosas y relajantes. ¡Menos mal que alguien, con conocimiento de causa, puede hablar en mi nombre!

Otras personas que se han preocupado mucho por mí, y que trabajan por mi bienestar, son **Thomas R. Verny y Pamela Werntraub.** Ellos han sugerido una serie de músicas para acompañar a ejercicios que a mí me gustan mucho; algunas de ellas son:

- Música clásica, sobre todo música barroca, que incluye composiciones de J. S. Bach, Corelli, Händel, Mozart, Vivaldi, Haydn, Boccherini, etc.

- **Schubert:** quinteto *La trucha, en la mayor, para piano y cuerdas.*

- **Vivaldi:** largo del *Concierto en re para guitarrra.*

- **Mozart:** *Conciertos para piano, n.os 21, 24 y 25.*
- **Mozart:** *Concierto para clarinete.*
- **Händel:** *Concierto para arpa en si bemol mayor.*
- **Vivaldi:** *Concierto para flauta en re mayor.*
- **Haydn:** *Pequeña serenata nocturna.*
- **Bach:** *Clave bien temperado.*
- **Bach:** *Variaciones Goldberg.*
- **Mendelssohn:** *Cuartetos de cuerda.*
- **Mompou**: *Música para piano.*
- **Satie:** *Gymnopédies.*
- **Schumann:** *Carnaval.*
- **Debussy:** *Suite bergamasque.*

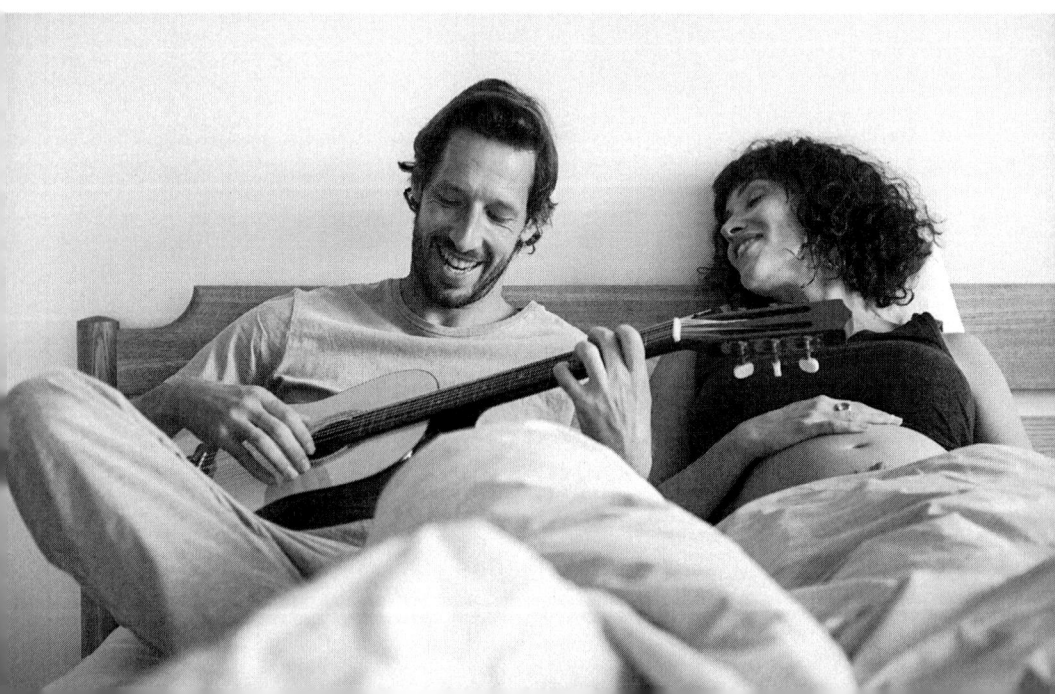

Y a quien no le guste la música clásica puede utilizar cualquier música que lo lleve a un estado de calma. Lo importante es que sea relajante, pero que no produzca sueño. Si me pones música para comunicarte conmigo y te duermes, ¡menuda gracia!

Otros autores que recomiendan son **Paul McCartney, James Taylor, Judy Collins, Enya, etc.** Seguro que tú añades más a esta lista.

Lo ideal sería que grabaras una lista de músicas de 60 minutos con fragmentos y obras que tú elijas. Si las pones a menudo, me las iré aprendiendo.

¡Ah!, y no se te olvide llevártela a la sala de partos: me gustará escucharla.

Cada vez hay más compositores que se preocupan por los efectos de la música sobre la salud física y psíquica y crean obras musicales que me encantan, porque procuran producir efectos muy interesantes en quienes escuchan: no solo un estado de relajación, sino la posibilidad de acceder a estados expandidos de conciencia, que permiten experimentar todo un mundo de sensaciones. A veces, mamá pone este tipo de música y se lo pasa estupendamente, y yo, mientras, sueño que voy navegando a través de las estrellas...

Me da vergüenza dar nombres de autores, porque parece que me van a recompensar las casas discográficas, pero solo daré algunos; vosotros iréis descubriendo muchos más que merecen la pena escuchar: Kitarō, Steven Halpern, Mike Rowland, David Sun, Ray Lynch, Vangelis, Philip Chapman, Jay Marco, Loreena McKennitt, Bill Douglas, Constance Demby, Paul Voudouris, Georgia Kelly, Secret Garden, etc.

3.3 SI ME HABLAS Y ME CANTAS, ME PONGO CONTENTO

Nuestra época no nos enseña la trascendencia de la música. La música y el canto, sí. El canto vincula, concilia el cuerpo con el espíritu. Reúne, crea una simbiosis. Cada cual debe adaptarse al ritmo, a la melodía. El efecto producido sobre las emociones y sobre el intelecto es colectivo. El canto y la música no dependen del consumismo: están integrados en la vida.

Yehudi Menuhin

Lo que nadie dice es lo que a mí más me gusta: que mi madre me cante, lo que sea, aunque las canciones de cuna me gustan mucho, y otras del folclore de su tierra, o canciones infantiles que le cantaban a ella de pequeña. Da igual: todas me gustan. A veces, no se atreve, porque dice que no entona bien, que no sabe cantar, y eso me da mucha pena. Yo no necesito que mi madre cante como las grandes divas de la ópera, o como la mejor cantante de *rock*, porque es su voz la que me gusta.

Además, no sabe que, si yo ahora me aprendo alguna canción sencilla, cuando nazca, me servirá de mucha ayuda. Cuando esté nervioso y no pueda dormir, si me la cantas, me relajaré enseguida; dormiré y os permitiré dormir también a vosotros...

La primera vez que escuché tu voz me transmitió amor, calor; fue como encontrarme de repente con otro navegante. ¡Ya no estaba tan solo en este océano! Tu voz fue moldeando mi oído, transformando mi escucha y se convirtió en mi enlace con tu mundo, que pronto será también mío.

A veces noto tu voz cálida, amorosa, y me entran ganas de salir, pero, otras veces, no sé qué pasa ahí, pero yo la escucho un poco diferente, y me pongo nervioso.

Ese gran universo tuyo no es una balsa de aceite..., ¿verdad? Pero no te sientas culpable; de alguna manera, me preparas para un mundo donde nada dura eternamente; donde hay alegrías y penas, días soleados y días grises, y se me pasa pronto el susto si tú me explicas qué te ha ocurrido. ¿Crees que no lo voy a entender? Si tú supieras..., aquí también paso días mejores y peores, pero, como tengo tantas ganas de conoceros, sigo adelante, procurando estar a la escucha y aprender.

Lo que quiero saber es si hay más días soleados que grises y si depende eso de uno o de los demás. Ya me lo contarás.

Quiero que comprendas que el «alimento vocal» me resulta tan necesario para mi estructuración, en estos momentos, como la leche lo será para el desarrollo de mi cuerpo físico, cuando nazca. Mi cuerpo ahora necesita nutrirse y, por eso, cuidas lo que comes, porque sabes que me llega, pero mi incipiente psiquismo también necesita su alimento afectivo.

Me gusta que me leas cuentos; da igual si son inventados o no. Lo que quiero es que entones mucho, exageres mucho, pues el tono de tu voz hace que yo me imagine mil aventuras, no siempre lo que tú me cuentas. ¿Sabes? Yo no me entero de lo que dicen las palabras, pero me gusta su sonido y las vibraciones que me transmites por la columna vertebral, que me hacen cosquillas...

Cuando me sumerjo en los sonidos de tu voz, vivo una unión contigo que ni tú misma te imaginas. Sé que nunca los podré olvidar, que ya se están grabando en mí, y quedarán para siempre en algún lugar de la memoria, a pesar de las vicisitudes por las que pasemos después, cuando yo nazca.

La voz de papá es muy distinta a la tuya; sus frecuencias son más bajas. Siento también su amor; aunque no entona tanto como tú, creo que le da un poco de vergüenza hablarme. ¿Ahí afuera os da vergüenza decir lo que sentís? No sé, pero creo que me imagina como si fuera ya mayor, o cree que no me entero, porque a veces chilla; sin embargo, a través de ti noto sus emociones.

No olvides lo que dice el doctor Tomatis: el cantar te aporta una gran cantidad de energía y hace que respires más profundamente, con lo cual vas a tener más oxígeno en la sangre y eso me viene muy bien a mí también.

3.4 YA VOY LLEGANDO A PUERTO: ¡ESTOY DESEANDO CONOCEROS!

Crees que eres tú quien debes decidir el momento del encuentro, pero te diré una cosa: soy yo quien lo decide, si respetan mi ritmo, claro.

Yo me voy a dirigir a la luz, guiado por tu voz; he pasado muchos meses de oscuridad, navegando por este mar uterino, pero ha llegado el momento en que mis ojos vean la luz... de tus ojos, y sientan tu abrazo. No quiero comenzar mi vida en la tierra asustado y sufriendo.

Sé que es un momento delicado para los dos; por eso, te pido que seas tú quien decidas cómo quieres que se produzca el encuentro. A mí me gustaría oír alguna de esas músicas tan bonitas que hemos escuchado juntos estos meses atrás y, además, sé que a ti te van a relajar mucho. Pero, aunque pongas alguna música para darme la bienvenida, la que más me gusta a mí es la melodía de tu voz. Por eso, te pido que me hables, que papá me hable también, que estéis los dos para recibirme.

Cuando nazca, tendré que realizar un esfuerzo importante, no solo para salir por ese estrecho túnel, sino porque me voy a encontrar en un medio aéreo, y date cuenta de que estoy acostumbrado a navegar por el mar... Mi oído externo se llenará de aire por primera vez, aunque mi oído medio quedará protegido por una mucosidad que amortiguará los estímulos sonoros y me permitirá continuar, de alguna manera, una relación sónica casi uterina.

El deseo de encontrarme con tu voz y de captar los sonidos de mi nuevo entorno me va a servir de estímulo para acomodarme a ese nuevo sistema de escucha. Gracias a tu voz, comienza en mí un deseo también de abrirme al mundo.

Durante ese periodo de adaptación a la escucha aérea, si no te escucho, me sentiré un poco perdido y solo. Si me cortan la relación contigo, si me alejan de ti, las consecuencias para mí pueden ser importantes y pueden afectar a mi capacidad de comunicación futura.

Durante estos nueve meses, he aprendido dos lecciones fundamentales; no sé si las puedo llamar «lecciones de música». Primero, existe un pulso regular y continuo, que es el latido de tu corazón. Es un obstinado sonido bajo, que se ha mantenido estable casi todo el tiempo, a excepción de determinados momentos, en los cuales variaba su ritmo. Al principio, me asustaba cuando había esos cambios en tus latidos; luego, comprendía que algo te pasaba.

En segundo lugar, existen emociones acústicas; por ejemplo, si te enfadas por cualquier motivo, a veces chillas, gritas o emites sonidos más fuertes y agudos que de costumbre.

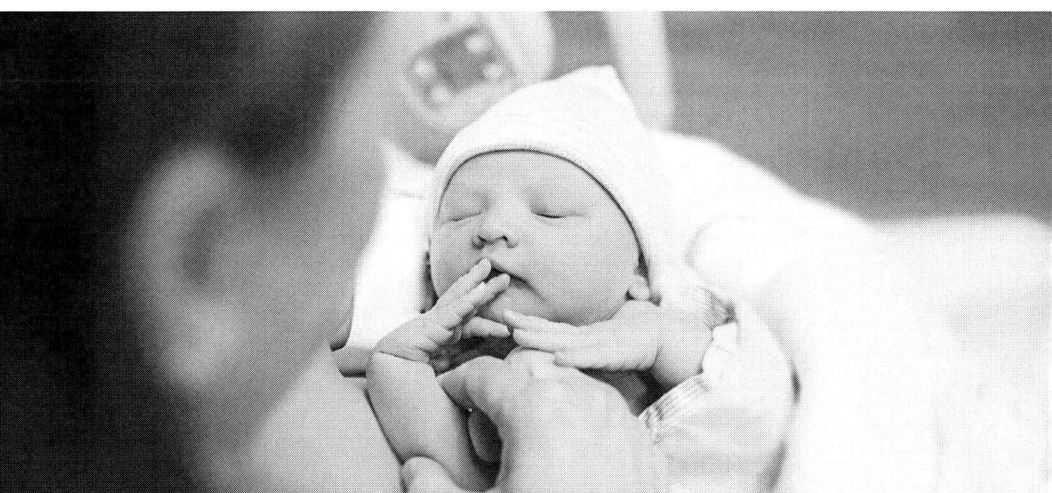

Pero lo más importante es que, sin saberlo, tu sistema hormonal endocrino genera adrenalina y otras sustancias que acompañan a la sensación de angustia, y las vierte al torrente sanguíneo, que baña todo tu cuerpo y también el mío.

Cuando pasa la tormenta de emociones y el nivel endocrino se regula, retorna el viejo y seguro pulso, fiel guardián en su regularidad de mis primeras emociones de seguridad y protección.

Mi oído, que inicialmente era una antena para la escucha, capaz de localizar los sonidos, se va a dedicar muy pronto a analizarlos, ejecutarlos con mayor rapidez día a día. Se está convirtiendo en un aparato analizador incomparable.

Como feto que soy todavía, participo ya en la vida sónica del mundo en el que voy a penetrar. Sé que mi entrada será, posiblemente, con un grito; esta será mi forma de protestar por el abandono de este bonito paraíso. Pero no te preocupes por mi llanto: es que necesito empezar a respirar por mí mismo; ahora lo hago a través del cordón umbilical, que me trae el oxígeno que necesito.

Por cierto, no me parece bien que me lo corten nada más nacer, pues es también el vínculo que me une a ti. Si me lo cortan rápidamente, me obligan a respirar a mí solo; todo es muy deprisa y date cuenta de que acabo de salir por un túnel muy estrecho... Quiero que me den un tiempo para que me vaya acostumbrando.

Nada más nacer, quiero que me coloquen encima de ti, pegadito a tu piel; quiero oírte los latidos del corazón y oler tu cuerpo. Date cuenta de lo desorientado que voy a estar en un medio tan desconocido para mí. Ese contacto con tu piel y sentir tus caricias, las de tus manos y las de tu voz, es lo que más voy a necesitar en esos mis primeros minutos de vida fuera de mi universo acuático.

Me gustaría que esté papá cuando yo llegue. Veros a los dos será una alegría; bueno, oíros, porque no podré ver vuestras caras. Habladme los dos; me ayudaréis a sentirme más seguro. Espero que no te duerman, pues a mí también me llega la anestesia y quisiera que participáramos juntos en la experiencia más grande de mi vida. Si estás dormida, todo será tan distinto...

Tampoco quiero que me obliguen a nacer antes de tiempo o que retrasen el momento porque, en el hospital, les venga mejor ese día y a esa hora: es una falta de respeto hacia mí, ya que yo sé cuál es el momento adecuado para llegar al mundo y encontrarme contigo.

Y, para terminar, te voy a pedir una última cosa: elige bien la forma en que voy a nacer y el lugar. Tú debes tomar la decisión, pues ya sé que, hoy día, hay varias alternativas. Haz lo que creas que es mejor para los dos, sobre todo que te haga sentirte segura y bien. Si quieres que nazca en casa o que el parto sea en el agua, procura tener cerca personas que te den confianza, pero, si eliges la sala de partos de un hospital, procura que no haya mucho ruido ni mucha luz y que la temperatura sea cercana a los 37 grados, que es la que ahora tengo aquí dentro. ¡No me gustaría pasar frío en esos primeros momentos!

Ya sabes: formamos un buen equipo; confía en mí, pues sé que tengo que dirigirme hacia la luz...

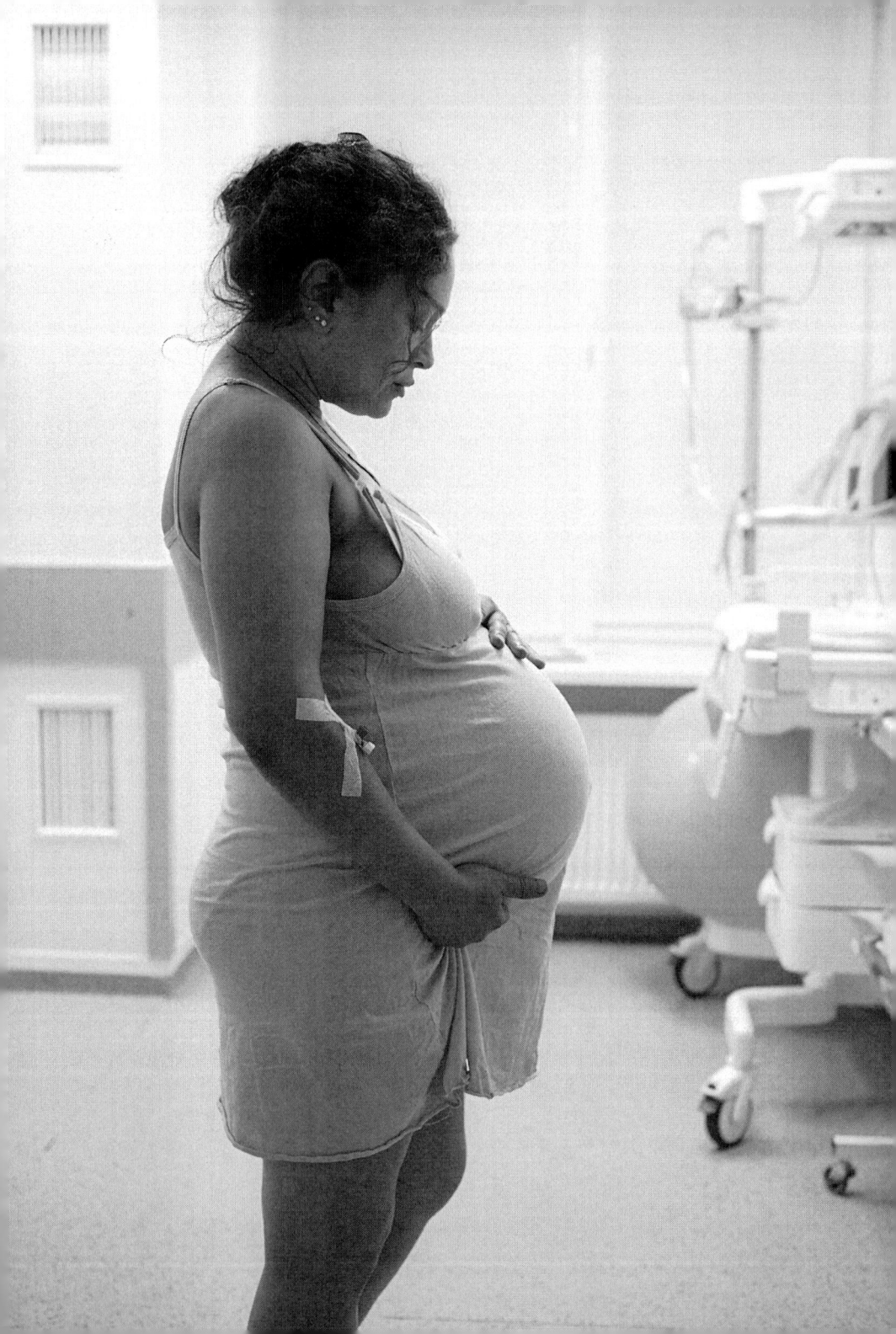

4

CONSEJOS PARA
RECIBIR AL NAVEGANTE

El parto-nacimiento no es el punto 0, sino el momento de llegada a puerto y son, precisamente, las incidencias del viaje las que condicionarán su capacidad para gozar de la vida y ser feliz.

No olvidemos la importancia del vínculo que se va estableciendo con el bebé antes de nacer, el cual va a ser fundamental en su futuro. Al respecto, nos comenta el doctor **Arthur Janov:** «Está demostrado científicamente que la expresión del amor maternal en particular, así como el tipo de vínculo desarrollado durante la gestación, condicionan el desarrollo armonioso del cerebro tanto a nivel de su estructura como de las conexiones neuronales».

Los consejos que vamos a dar ahora son a modo de recuerdo, pues de algunos temas ya hemos hablado en anteriores capítulos. Tienen como finalidad contribuir al desarrollo armónico del futuro bebé, destacando los aspectos que generan vínculos afectivos y de comunicación, fundamentos para que se genere un apego seguro una vez nacido.

Aunque madre e hijo son biológica y fisiológicamente dos seres diferenciados, cada uno con sus propios sistemas respiratorio, circulatorio, nervioso, etc., existen entre ambos estrechos lazos que los unen, ya que el oxígeno, el agua y las sustancias alimenticias pasan de la madre al feto a través de la placenta y los residuos retornan de igual manera. Y no solo pasan los alimentos, sino muchas sustancias tóxicas, como el tabaco o el alcohol.

Por, eso el primer consejo es: **evite la ingestión de cualquier sustancia peligrosa para el feto y aliméntese de forma correcta y equilibrada.** Y no olvide que la música también es un alimento...

Cualquier acontecimiento en la salud física o psicológica de la madre puede alterar el bienestar del futuro bebé. En muchas investigaciones psicológicas, se ha demostrado también que los estados emocionales prolongados en la madre (depresión o ansiedad) pueden provocar alteraciones en el feto. Algunas de estas son: disminución del peso, hiperactividad, trastornos de tipo intestinal y tendencia a padecer depresiones e inestabilidad emocional.

También sabemos, a través de la medicina psicosomática, que toda emoción, positiva o negativa, tiene su correspondiente incidencia en el organismo. Es imposible desvincular lo biológico de lo afectivo, pues las respuestas fisiológicas de las emociones desencadenan secreciones hormonales que van a modificar el medio biológico del feto.

Dentro del útero materno, está en contacto directo con todas las sustancias bioquímicas que modifican la conducta materna en su constante búsqueda del equilibrio diario. Cabe destacar unas sustancias denominadas «catecolaminas» (adrenalina o epinefrina), que pasan de la sangre materna a la sangre fetal, produciendo cambios significativos en el organismo del niño.

Por ejemplo, si la madre recibe un fuerte disgusto o si escucha sonidos, ruidos o música que le produce miedo, tensión o le disgusta profundamente, las sustancias que desencadenan dicha reacción emocional (taquicardia o sudoración) condicionarán el sistema glandular del feto, creando en él un estado psíquico parecido al de su madre.

Por este motivo, la mujer gestante debe **evitar las emociones negativas** de larga duración y mucha intensidad durante todo el embarazo. Hay muchas técnicas para lograrlo. Una de ellas es la musicoterapia. Ya hemos hablado antes de los efectos psicológicos y fisiológicos de la música, así que cualquier madre ya dispone de conocimientos sobre cómo usar la música, qué le va a provocar lo que escuche, cómo cambiar de estado emocional gracias a la escucha musical o el canto, cómo utilizar la visualización unida a la música para generar comunicación con su hijo, etc.

Si se producen emociones negativas ante algún acontecimiento, es importante controlar ese estado emocional y volver cuanto antes a un estado de calma, para encontrar el equilibrio que puede llevarlo después a experimentar un sentimiento de amor. El amor es la emoción más beneficiosa y protectora para el feto.

En el plano físico**,** el bebé construye su cuerpo con los materiales aportados por la sangre de su madre. En lo **afectivo,** comparte las emociones de su madre; estas le llegan por vía hormonal y energética. En el ámbito **mental,** los pensamientos e imágenes mentales de su madre lo influyen también.

Las investigaciones de **Masaru Emoto** sobre la influencia de las palabras y pensamientos sobre el agua lo demuestran. Invito a investigar sobre el tema. Esto explicaría el impacto de la vida interior de la madre sobre el psiquismo y el organismo de ese futuro ser.

Todo ello invita a los futuros padres y, sobre todo, a la futura madre, primera y principal educadora de su hijo por nacer, a transmitirle lo mejor de sí misma y a utilizar el poder de su imaginación creadora para sembrar en su futuro bebé la alegría, la tolerancia, la paz, el amor, el entusiasmo, el respeto...; es decir, sensibilizarlo ante los más bellos valores del ser humano. Y esos valores penetrarán tan profundamente en el subconsciente de su hijo que lo influirán a lo largo de su vida.

Quiero compartir ahora un ejemplo curioso recogido por el explorador **Francis Mazière** de cómo se preparan las futuras madres en **Gabón.**

Cuenta que, en 1946, durante una expedición, descubrió que los indígenas tenían un comportamiento muy particular: antes de concebir a un hijo, no tenían relaciones sexuales durante un mes.

Esto formaba parte de toda una preparación. Las mujeres caminaban sobre los talones para estar lo menos posible en contacto con la tierra, como un esfuerzo de voluntad para desprenderse de las cosas materiales. Durante los nueve meses de gestación, la pareja no debía pronunciar palabras vulgares ni desagradables, porque decían que la palabra del hombre que está con una mujer embarazada da siete vueltas alrededor de la vagina de la mujer y, luego, penetra más adentro. Para ellos, toda palabra soez entra por la vagina y alimenta a la criatura con malos pensamientos. **Mazière** comenta que nosotros, como «personas civilizadas», atribuiremos seguramente dichas prácticas a rituales mágicos de seres primitivos...

Pero los indígenas de Gabón no son los únicos que respetan de esta manera la vida que se va a crear. Algunas tribus de indios del Amazonas también lo hacen. Y, asimismo, muchas otras, que saben algo que algunos han olvidado: que lo importante no es solo velar por esa nueva vida después del nacimiento, sino respetarla desde antes de su llegada al mundo.

Considero que la narración no necesita comentarios, pero creo oportuno subrayar que todo en el universo es vibración: el color, el sonido, la palabra...; por lo tanto, incluso el pensamiento. La «vibración» tiene la capacidad de llegar donde la vista no alcanza; puede traspasar muros, generar respuestas, provocar otra vibración similar, etc.; así que no resulta descabellado pensar que las palabras y los pensamientos deben cuidarse mucho en esta etapa, al igual que los actos también se miden durante este periodo, y la madre sabe perfectamente qué cosas puede o no puede hacer.

Un nuevo consejo es buscar la **armonía en el ambiente:** belleza en el entorno de la madre, música armónica, colores agradables, palabras bonitas, pensamientos positivos...; que todo esté impregnado de armonía. Conviene, pues, quitar del ambiente aquellos elementos que produzcan disgusto o rechazo, sin importar que es un regalo o que lleve decorando la casa toda la vida.

En la cultura china, hace ahora más de mil años, construyeron clínicas prenatales para que las madres pudieran vivir la espera de su hijo rodeadas de serenidad y de belleza. ¿No fue acaso porque pensaban que la criatura, al percibir íntimamente el bienestar de la madre, sus vibraciones, saldría beneficiada y eso podría contribuir a la mejora de la sociedad?

La mujer embarazada debe **evitar frecuentar lugares sometidos a intensidades acústicas demasiado fuertes.** Hay peligro a partir de 110 dB y la música que se difunde en discotecas o en conciertos de *rock* supera en mucho este límite. Asimismo, en algunos lugares de trabajo, se alcanzan niveles peligrosos, bien por la maquinaria que se emplea , bien por el lugar donde se encuentra (junto a un aeropuerto, por ejemplo). En la actual legislación laboral en Norteamérica, ya se contempla el traslado de la mujer embarazada a lugares de trabajo más silenciosos como un elemento de prevención de la salud en el entorno laboral.

El ruido representa un enorme riesgo para el feto, ya lo hemos hablado, y no solo por la pérdida de sensibilidad auditiva que le puede provocar, sino por el riesgo de que se produzcan malformaciones, en el caso de una exposición permanente a las fuentes del ruido o vibraciones. Desgraciadamente, no se protege a la mujer embarazada de una forma eficaz y generalizada, sin comprender que todos los seres humanos, sin excepción, hemos sido forjados de la misma manera.

Al respecto quiero mencionar el caso, publicado hace más de veinte años, de una mujer víctima de un atentado terrorista. En el año 1987, estando en su puesto de trabajo como cajera de una gran superficie comercial, estalló un artefacto que causó víctimas y heridos. Esta mujer sufrió heridas y traumatismos de poca gravedad y, a la hora de recibir indemnización como víctima de terrorismo, cobró la cantidad que le correspondía.

Pasaron por alto un dato importante: estaba embarazada. Cuando dio a luz, a su hija le diagnosticaron «deficiencia auditiva bilateral»; su sistema auditivo había quedado dañado por la explosión y esta madre tuvo que entablar un pleito para que la justicia reconociera a su hija también como víctima del atentado. Ganó el juicio en el año 2003, después de que varios médicos demostraran que, en el momento de la explosión, se estaba desarrollando en el vientre materno el sistema auditivo de aquella niña, y la explosión le provocó un daño irreparable en las estructuras auditivas.

Otro consejo dado por una musicoterapeuta, especialista en la audición fetal y del niño en su primera infancia, **Ruth Fridman,** y para tener en cuenta, es que las madres, durante el embarazo, **creen pequeñas canciones** para sus bebés. La mujer, en estos nueve meses, posee un grado muy elevado de sensibilidad y tiene la posibilidad, a través de la música, de entrar en contacto con todo un mundo interior que, quizá, no conocía hasta ese momento. Incluso puede descubrir una capacidad creativa que no podía imaginar, pues la maternidad la conecta con un universo creativo en el cual alcanza la plenitud y con el cual comunica espontáneamente.

A través de sencillas canciones, puede expresar su amor, sus expectativas...; contarle cómo es el mundo a quien va a llegar, comunicando a su futuro bebé toda una paleta de sensaciones a través de sonidos y ritmos. Cantar o escuchar música durante el embarazo también tiene otros efectos beneficiosos para el bebé:

- Estimula la frecuencia cardíaca del bebé.

- Aumenta la capacidad del bebé para la percepción del lenguaje.

- Mejora el desarrollo emocional del bebé y refuerza el vínculo de madre-hijo.

- Favorece que el bebé sea más tranquilo al nacer, ya que escuchar la misma música que escuchaba durante el embarazo podría relajarlo. De este modo, el bebé lloraría menos y dormiría y se alimentaría mejor.

- Influye en que el sistema inmunitario del bebé se vea fortalecido, debido a que duerme y se alimenta mejor. Por ello, puede ser un bebé más sano.

Y, una vez que ha nacido, se recomienda que canten a su bebé las cancioncillas que inventaron durante su embarazo, No hace falta que las canten con letra; al recién nacido le interesa, fundamentalmente, la melodía. Más tarde, pueden ir incorporando la letra como medio para estimular el lenguaje en el niño.

Ya hemos dicho que el lazo de comunicación entre el feto y la madre es también hormonal, y que hormonas estresantes que cruzan la placenta pueden afectar al futuro desarrollo fetal, el nivel de excitación y el desarrollo del cerebro.

Ahora que se acerca el momento de recibir al navegante de la «noche uterina», como lo llama **Tomatis,** conviene saber que a los nueve meses, generalmente, es el feto el que inicia el trabajo del parto. Lo hace en respuesta a las señales de su cerebro:

la glándula pituitaria hace que se segregue la hormona adreno-corticótropa (ACTH), que estimula la contracción del útero. Así, comienza el **parto;** es, pues, el bebé quien decide llegar cuando está listo. Por lo tanto, **respeta, a poder ser, su ritmo, su tiempo,** siempre que no suponga un peligro para ti o para el bebé, claro...

El caso de quienes no quieren salir del útero cuando están ya maduros y de los prematuros, que salen antes de tiempo, nos llevaría a plantear cuestiones que quedan fuera de la intención de este libro. Pero sí parece comprobado que determinados problemas en el entorno familiar y personal de la madre pueden ser los desencadenantes de esta «ruptura del ritmo»; entre ellos, el estrés crónico, sufrido por motivos profesionales o emocionales; un cansancio no tomado en cuenta; estar sometida a un excesivo nivel de ruido, o sufrir una angustia inexplicada constituyen un auténtico peligro para un parto prematuro.

Sirva, a modo de conclusión, una teoría oriental sobre este momento, donde se dice que la mujer no es quien da a luz, sino que es el niño quien se dirige hacia la luz.

Se considera esencial el vínculo entre la madre y su hijo; esencial, en la medida en que determina, al menos parcialmente, la estructura psíquica del niño y contribuye, o no, al equilibrio del adulto en el que acabará convirtiéndose. A través de la voz, la visualización, la música, el masaje..., la madre va haciendo un sitio en su mente al nuevo ser, no solo un lugar físico.

Comprender la necesidad del vínculo, de la comunicación, contribuye a recibir mucho mejor a quien viene. Él espera encontrarse con los seres que le han hablado, le han cantado, lo han acariciado y visualizado. No es teoría. La travesía ha sido larga y delicada; se han forjado los cimientos de un nuevo ser humano, y el nuevo medio que lo espera no es ya acuático, sino aéreo, con distinta temperatura, con luz, sonidos sin filtrar y un sinnúmero de estímulos desconocidos.

Está en territorio inexplorado y no quiere perderse. La voz de su madre puede convertirse en el hilo de Ariadna, para transitar por este laberinto. La voz grave de su padre le aporta las bajas frecuencias que lo tranquilizan. Los latidos del corazón de su madre le recuerdan lo que ha estado oyendo durante nueve meses; por eso, duerme mejor recostado sobre el lado izquierdo del cuerpo e incluso come mejor.

El doctor **Tomatis** recomienda a las mujeres embarazadas que, para combatir el estrés, «carguen su batería» **escuchando música clásica, o canto gregoriano,** colocadas en una buena posición, sentadas correctamente en una silla o sillón. Estos sonidos son ricos en armónicos; por lo tanto, son sonidos de «recarga». Por el contrario, otros sonidos, situados en la zona de los graves, pueden agotar las reservas de energía; por esta razón, los llama sonidos de «descarga».

Anteriormente, ya se hizo referencia a esto cuando se dijo que una de las funciones del oído es la **recarga de energía.** Al proporcionarle energía a la corteza cerebral, la parte baja del cerebro, la zona hipotalámica, mejora su control. Y no hay que olvidar que el estrés desorganiza el cerebro y le priva de toda energía.

También recomienda algo de lo que hemos hablado extensamente: **hablar con el hijo que lleva dentro;** dirigirle no solo sus pensamientos, sino también su voz, para establecer ese diálogo maravilloso que tan beneficioso es para los dos. Esos diálogos van a ser los cimientos de la comunicación futura aunque, en estos meses, ya podemos hablar de «comunicación intrauterina». Si se le canta, es aún mejor para los dos, pues el **cantar** estimula el cerebro y le aporta energía también.

«Cantar» es una actividad del ser humano que responde casi siempre a la expresión de una necesidad interior, incluso desde la más tierna infancia. En particular, el canto que sale de dentro, el instintivo, improvisado, permite exteriorizar sentimientos a menudo reprimidos, incluso si los «temas» o «aires» cantados son reminiscencias de otros tiempos...

Los niños cantan antes de saber hablar y lo hacen con frecuencia antes de dormir, para sentirse seguros. ¿Quién no ha silbado o cantado en la oscuridad para disipar la ansiedad? Incluso los cantos de guerra y los himnos sirven para redoblar el coraje y expulsar la angustia.

El «canto» es también uno de los mejores medios de ponerse en forma después de levantarse por la mañana. Quienes cantan mientras se duchan o al afeitarse o peinarse comienzan bien el día. Las virtudes del canto son enormes: no solo aporta aire extra a los pulmones, sino que estimula el cerebro y la hipófisis, al producir una sensación de bienestar.

Si cantar solo es beneficioso, el canto coral es una verdadera fuente de enriquecimiento de la personalidad: es una verdadera terapia activa, con especiales beneficios en cuanto al desarrollo socioemocional. Si cantan juntos, en pareja o en un grupo, experimentarán rápidamente un sentimiento de unión e integración y una mayor facilidad para establecer relaciones con los demás.

Cantar a quien se lleva dentro es una manera de estimular el deseo de contacto; es una forma de sentirse bien y de hacérselo sentir a él también. Cante, aunque crea que no tenga oído y no va a poder entonar bien. Su hijo no la juzgará; no va a decir nada, pero si pudiera verlo... Escucha con atención y se siente mecido por la melodía; no le importa el título ni si lo que canta es moderno o es una canción que le cantaban de pequeña, pero sabe que canta para él: ¡menudo privilegio! Le llegan las emociones, y siente cómo su respiración se adapta a la música que está cantando; ya no es como antes.

Esta narración de **Tolba Phanem,** poeta africana, puede servir como final a este capítulo:

Cuando una mujer de cierta tribu de África sabe que está embarazada, se interna en la selva con otras mujeres y, juntas, rezan y meditan, hasta que aparece la canción del niño.

Saben que cada alma tiene su propia vibración, que expresa su particularidad, unicidad y propósito. Las mujeres entonan la canción y la cantan en voz alta. Luego, retornan a la tribu y se la enseñan a todos los demás. Cuando nace el niño, la comunidad se junta y le cantan su canción. Luego, cuando el niño comienza su educación, el pueblo se junta y le canta su canción.

Cuando se inicia como adulto, la gente se junta nuevamente y canta. Cuando llega el momento de su casamiento, la persona escucha su canción. Finalmente, cuando el alma va a irse de este mundo, la familia y amigos se acercan a su cama e, igual que para su nacimiento, le cantan su canción, para acompañarlo en la transición.

En esta tribu de África, hay otra ocasión en la cual los pobladores cantan la canción. Si en algún momento durante su vida la persona comete un crimen o un acto social aberrante, se la lleva al centro del poblado y la gente de la comunidad forma un círculo a su alrededor. Entonces, le cantan su canción.

La tribu reconoce que la corrección para las conductas antisociales no es el castigo; es el amor y el recuerdo de su verdadera identidad. Cuando reconocemos nuestra propia canción, ya no tenemos deseos ni necesidad de hacer nada que pudiera dañar a otros. Tus amigos conocen tu canción y te la cantan cuando la olvidaste. Aquellos que te aman no pueden ser engañados por los errores que cometes o las oscuras imágenes que muestras a los demás. Ellos recuerdan tu belleza cuando te sientes feo; tu integridad, cuando estás quebrado; tu inocencia, cuando te sientes culpable, y tu propósito, cuando estás confundido.

RECUERDE

- Está demostrado científicamente que la expresión del amor maternal en particular, así como el tipo de vínculo desarrollado durante la gestación, condicionan el desarrollo armonioso del cerebro, tanto a nivel de su estructura como de las conexiones neuronales.

- Aliméntese de forma equilibrada y evite la ingestión de sustancias peligrosas para el feto. Y no olvide que la música también es un alimento.

- Evite los estados emocionales negativos de larga duración y mucha intensidad durante todo el embarazo, pues provocan cambios químicos en el organismo, que repercuten en el feto.

- Procure que exista armonía en el ambiente de casa o el trabajo; que existan cosas bonitas, agradables, bellas, pues emiten vibraciones que afectan positivamente al desarrollo del bebé.

- Evite frecuentar lugares sometidos a intensidades acústicas demasiado fuertes y procure no acercarse mucho a bafles o altavoces potentes, que amplifican los graves.

- Le sugiero que componga pequeñas canciones para su hijo; *él lo agradecerá* cuando nazca.

- Respete, a poder ser, el momento del nacimiento, pues el bebé es quien decide cuándo quiere venir, cuándo es el momento oportuno.

- Escuche música clásica y cantos gregorianos, como forma de combatir el estrés. También puede elegir aquellos estilos musicales que más la relajen.

- Hable con su bebé a menudo y cántele siempre que pueda. La escucha con atención y se siente mecido por la melodía.

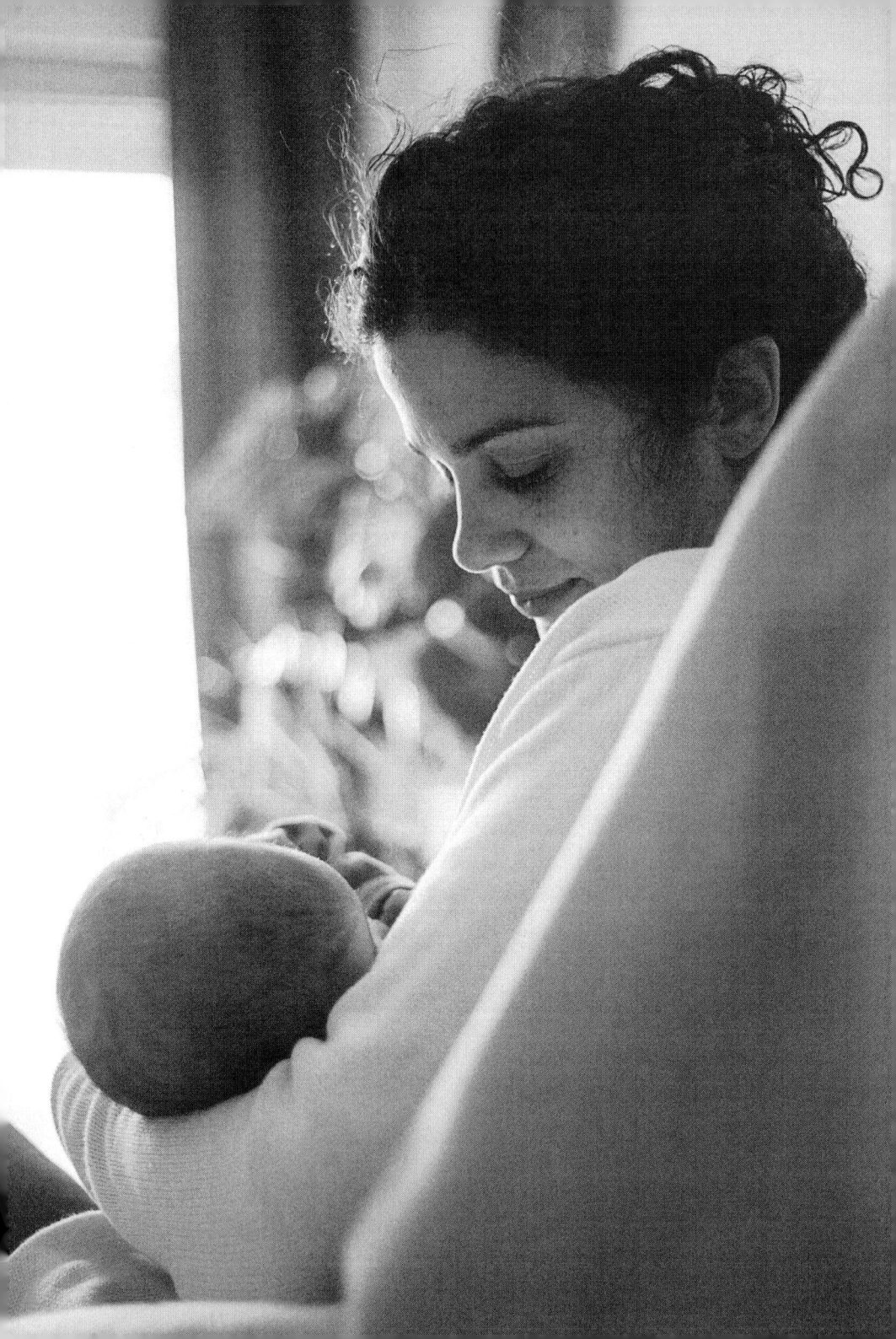

5

PRÁCTICAS SONORAS PARA LAS NUEVE LUNAS

Recuerde que la música es una de las expresiones más elevadas del espíritu, y que nos acompaña en todos los momentos de nuestra vida, consciente o inconscientemente, desde que estamos dentro del útero de nuestra madre. Gracias a ella, podemos aumentar la conexión con el bebé, por nacer fortaleciendo el vínculo prenatal, tan importante para un desarrollo sano y equilibrado. Por este motivo, la invito a sentir ese sentimiento de unión con su bebé a través de diferentes prácticas sonoras.

Primera luna

Desde el momento en que sepa que está embarazada, puede comenzar a dirigir su pensamiento de forma creativa hacia su futuro hijo. Este es un ejercicio que usted puede hacer desde el principio y que la puede ayudar mucho en la preparación de esta nueva vida:

> Tiéndase cómodamente sobre la espalda, ponga un cojín bajo las rodillas y otro bajo la nuca, cierre los ojos e intente relajarse completamente... Distienda todos los músculos de la cara...; relaje la nuca..., el pecho..., el vientre..., los brazos... y las piernas... Relaje bien todo el vientre... Piense lo maravilloso que es estar

embarazada, llevar una vida dentro de sí... Va a vivir meses extraordinarios y privilegiados, que no todo el mundo tiene oportunidad de experimentar... Intente ahora comunicarse con su bebé... Háblele; diga palabras amorosas... Imprégnelo de amor y de luz... Intente ahora imaginárselo, aunque todavía es muy pequeño y su forma es un tanto extraña... Confíe plenamente en que su desarrollo va a ser perfecto... Visualice *cómo estos pensamientos penetran en el interior del útero y llegan hasta su bebé*... Para terminar, mueva lentamente los dedos de los pies..., de las manos...; estírese..., bostece... y abra los ojos, manteniendo el reposo durante unos minutos, en los cuales será consciente de lo que ha sentido durante la práctica, sin juzgar los sentimientos que han aparecido, solo tomando conciencia de ellos.

Si le ha costado imaginarse a su futuro hijo, puede observar, por un momento, la imágen, que aparece en la página 101, del embrión al mes de la concepción y realizar este ejercicio de visualización que le propongo ahora. Dese cuenta de que visualizar es dinamizar el subconsciente hacia la meta que nos hayamos marcado. Para ello, es preciso seguir tres pasos:

1.º Forjarse una imagen clara en su mente del objetivo que se desea alcanzar.

2.º Sentir la emoción y el deseo en su cuerpo, como algo real (para nuestro cerebro, no existe diferencia entre lo imaginado y lo vivido).

3.º Percibir el objetivo plasmado, en este momento, como si fuera ya una realidad.

Cierre los ojos y visualícelo en el interior de su vientre, cómodo, calentito, con una actividad increíble, pues todas sus células se están multiplicando a una gran velocidad. Es muy pequeño, pero ya se le distingue el corazón y algunos órganos. Todavía no la oye, pero puede sentir su amor.

Una vez que tenga la imagen mental clara, imagínelo rodeado de luz, es la energía que lo impregna y que posibilita todos los maravillosos procesos que se están llevando a cabo dentro de su vientre.

Y ahora algo muy importante: envíele un pensamiento de amor y ternura, a la vez que le expresa todo aquello que quiera decirle. Puede enviarle también una canción, o una poesía, cualquier elemento armónico, pero todo ello verbalizado, pues los sonidos de su voz pueden comenzar ya a masajear su pequeño cuerpo.

Imagine a su bebé relajado y contento, escuchándolo, sintiendo su amor.

Puede comenzar durante este mes, si lo desea, a escribirle una carta donde le cuente sus expectativas, sus deseos; también sus temores y ansiedades. Le propongo iniciar un diario, donde plasme el día a día de este asombroso proceso. No hace falta que escriba todos los días, pero sería conveniente que guarde para usted y su hijo unos momentos de intimidad, en los cuales pueda realizar los ejercicios y las prácticas que aquí voy a proponerle.

Segunda luna

En estos momentos, el embrión ha cambiado mucho de aspecto. Sigue creciendo y conformándose, sobre todo su encéfalo.

Relájese; si puede ser, escuchando alguna música que le guste y le produzca sosiego. Respire profundamente y a menudo, sabiendo que la buena oxigenación del cuerpo favorece mucho al ser que lleva dentro.

En este mes, aléjese de situaciones conflictivas o que le puedan producir tensión, pues es un momento muy delicado de la gestación. Precisamente, a partir de ahora, la volverá más intuitiva que de costumbre y podrá percibir las cosas con mayor claridad. Las hormonas que inundan su cuerpo favorecen estos cambios.

Se está definiendo durante este mes el sexo de su bebé; por tanto, es sumamente importante que no se dirija a él como «niño» o «niña»; que no plasme sus deseos, sino que acepte, alegremente, lo que vaya a suceder. Manifieste a su bebé que está dispuesta a aceptar su sexo, sea el que fuere.

Le sugiero las siguientes prácticas:

Relájese, como dijimos el mes pasado. Entre en comunicación no verbal con su bebé; háblele mentalmente de lo que ha hecho durante el día. Envíele su cariño, su amor, y visualícelo sonriendo feliz.

Perciba el bienestar que lo invade en su universo acuático. Imagínese que, de su cerebro, salen unas ondas que llegan hacia él e intente mantener esta imagen unos minutos.

Visualice las paredes del útero impregnadas de luz, y a su bebé también rodeado de luz...

A lo largo del mes, su atención se centrará más en el desarrollo del encéfalo, visualizando una luz amarilla alrededor de la cabeza.

Piense que la está escuchando y dígale: «Cada día me comunico mejor contigo. Te envío mi amor. Te esperamos con alegría; queremos que crezcas sano y feliz, percibiendo en todo momento el amor de tus padres...».

Siempre dedique algunos minutos a verbalizar esta frase y otras que le salgan espontáneamente, siempre en positivo, sin utilizar el «no». Su voz es muy importante, ya lo sabe.

El padre puede colocar sus manos sobre el vientre y dedicar también sus pensamientos y palabras al hijo que va a venir.

Es importante estar relajados cuando se inicia la comunicación, pues también se transmiten las tensiones y preocupaciones. Ya sabe: el pensamiento es vibración, y las vibraciones llegan a cualquier sitio, traspasando las paredes uterinas.

Y, ahora, le propongo otra más:

Elija una música que le produzca tranquilidad; preferentemente, que tenga de fondo sonidos de la naturaleza (pájaros, agua, viento, mar, etc.), o alguna de las recomendadas.

Imagine un lugar en el campo, un lugar que a usted le guste especialmente. Observe lentamente lo que ve; quizá también huela a hierba o a flores. Sienta el calor del sol sobre su cuerpo, y sienta cómo los rayos del sol le llegan a su bebé.

Visualícelo absorbiendo esos rayos, nutriéndose de ellos, mientras suena la música y se encuentra descansando plácidamente.

Puede estar en este lugar unos diez minutos, hasta que haya tomado el sol que necesita. Si desea utilizar más tiempo, concédaselo, por el bien de ambos.

Ahora, repita mentalmente: «Siento que este embarazo va a ser maravilloso». Usted misma puede añadir otras afirmaciones, pero recuerde: siempre en positivo.

Termine esta práctica cuando se sienta revitalizada, con nuevas energías, con mucho ánimo y seguridad en sí misma y en sus nuevas potencialidades.

Tercera luna

A partir de ahora, podemos hablar de «feto». El desarrollo del encéfalo está casi completado y se ha producido la diferenciación sexual. Su aspecto es bien diferente. Le propongo para este mes el siguiente ejercicio:

Relájese escuchando una música agradable que le guste y suelte todas sus tensiones respirando profundamente, sintiendo cómo, poco a poco, cada parte de su cuerpo entra en un estado de armonía y bienestar.

Cada vez que inspire, sienta cómo la energía penetra dentro de usted y, al espirar, sienta que todas las tensiones se van junto con el aire que sale por la boca. No piense más en el entorno; intente darse cuenta de cómo está su cuerpo: visualícelo, y viaje por su interior, hasta que llegue donde se encuentra su bebé.

Imagine a su hijo o hija feliz, sonriente, rodeado de luz verde. Trate de ver la posición y la forma que ahora tiene. Examínelo completamente; ya puede ver todos los detalles de su cuerpo: hasta puede ver su sexo. Ahora ya puede decirle: «*¡Hola, hijo mío!*»; «*¡*hola, hija mía!*».

Es importante también que todos los nutrientes lleguen a su organismo en formación; para ello, imagine unas bolitas de colores que llegan a la placenta y lo alimentan. Son vitaminas, proteínas, minerales, que usted ha ingerido y le llegan a él o a ella, posibilitando su perfecto desarrollo.

Posiblemente, en este mes, se encuentre cansada y cambiada. Las hormonas que bañan su organismo son una de las causas. Otra puede ser que empiece a enfrentarse a miedos, preocupaciones y una ansiedad, debido a diversos aspectos vinculados con el proceso de traer a un hijo al mundo.

El «embarazo» es un momento maravilloso en la vida de una mujer y debe vivirlo positivamente evitando, en lo posible, las situaciones tensas. Pero no se culpabilice si llega a enfadarse o se pone nerviosa, ya que el sentimiento de culpabilidad es aún peor. Simplemente, tome conciencia de que su estado emocional afecta a su bebé, pues se producen cambios químicos en su cuerpo y estos le llegan al feto a través de la placenta; ya lo sabe: sobre todo, a partir de este mes. Intente controlar su estado emocional y busque el equilibrio, aun sabiendo que, a veces, la vida nos presenta momentos desagradables que hay que aprender a superar. Recuerde: el amor es el sentimiento más protector.

Es importante evitar dudas persistentes respecto a tener o no tener este bebé, o un sentimiento de rechazo o miedo ante él. Estos sentimientos, si se producen de forma habitual, incluso aunque usted no quiera, son potencialmente dañinos y sería conveniente que pensara en la necesidad de pedir ayuda terapéutica.

También es importante que, en los ejercicios, su pareja coloque las manos sobre el vientre y transmita amor a su hijo, hablándole cariñosamente.

Y, ahora, otra práctica muy interesante recomendada por **Rene Van De Carr,** para intentar recuperar las sensaciones que tuvo durante la gestación. Debe disponer de, al menos, treinta minutos de tranquilidad total:

Llene la bañera con agua caliente y, antes de meterse en el agua, conecte una radio a un volumen mínimo, sintonizando el dial entre dos emisoras, de tal manera que tenga como sonido de fondo el ruido estático, pero nunca voces o música. Recuerde utilizar una radio con pilas. Apague la luz o baje la persiana, para que el cuarto de baño quede a oscuras.

Inmersa en la oscuridad y notando la calidez del entorno acuoso, oyendo el «ruido blanco» que emite la radio, puede intentar recordar acerca de su desarrollo prenatal y su nacimiento. No importa si los recuerdos que llegan son reales; en todo caso, la ayudará a recuperar, en cierta medida, las sensaciones de placer que experimentó en el útero de su madre, y las nuevas sensaciones que vivió al nacer.

Después de un tiempo, cuando quiera salir de la bañera, le resultará muy útil escribir sobre sus experiencias en el agua y comentarlas con su pareja, si quiere.

Va a entrar en el segundo trimestre del embarazo, lo que supone que su bebé será cada día más receptivo a los estímulos que le llegan del mundo que hay más allá de su universo acuático.

Cuarta luna

El feto de cuatro meses responde de manera específica al sonido, de modo que el empleo de la música relajante le va a producir relax y bienestar, mientras que el empleo de música muy rítmica lo llevará a patalear y a moverse. Para imaginarse cómo es, puede observar la fotografía de la página 103.

La memoria comienza a funcionar a partir de este momento de su desarrollo, y todas las canciones que le cante a menudo o la música que le haga escuchar pueden quedar grabadas en sus circuitos neuronales.

Son muchas las anécdotas que ejemplifican esta afirmación. Una madre, por ejemplo, recuerda haber cantado repetidas veces una canción lírica durante su embarazo. Una vez nacida la niña, aquella canción tenía sobre ella un efecto mágico: por más que llorara, cuando la madre empezaba a cantarle esa canción —y no otra—, la niña se calmaba. Ya hemos hablado de ello:

Vamos a observar cómo está su hijo. Para ello, puede poner una música que le agrade y que la ayude a serenarse. Al escucharla, relájese todo lo que pueda y cierre los ojos. Concéntrese en su respiración; no piense más en lo que la rodea, en lo que hoy le pasó o en lo que tiene que hacer mañana. Observe que su vientre es como un cristal transparente, por donde puede observar a su bebé. Intente visualizarlo; su cuerpecito está totalmente formado: los dedos de los pies, los de las manos, su cabeza desproporcionada y cubierta por un vello fino, sus delgadas piernas encogidas... Imagine cómo abre y cierra la boca, cómo se le mueven los párpados.

Imagine su corazón, que late firme y seguro, rodeado de una luz rosa. Observe la firme determinación de su bebé por vivir y crecer. Comprenda que esa vida que late es única; en todo el universo, no hay otra igual. Ahora, escuche su corazón e imagínese que, de su corazón al suyo, circulan unos rayos de luz dorada que, al llegar a su hijo, hacen que sonría.

Vuelva a tomar conciencia del lugar donde está y anote todas las sensaciones que ha experimentado con esta práctica. Y no se olvide de repetir este ejercicio siempre que pueda, pues le servirá para afianzar el vínculo amoroso con el bebé y, a la vez, para sentirse más segura sobre el estado de su hijo.

Quinta luna

Se encuentra en la mitad del embarazo, y en el periodo más fascinante en la relación con el bebé, puesto que ya empieza a responder a los estímulos sonoro-musicales que provienen de usted o de su entorno.

La música, la voz y el canto deberán entrar a formar parte de la práctica diaria. Comprenda que el aparato auditivo de su bebé está firmemente constituido y distingue ya su voz y la de su pareja. Para visualizarlo mejor, puede contemplar la fotografía de la página 104.

El canto de la madre durante la gestación, esa voz íntima que sale del corazón para el hijo que está en el vientre, la une a él y, al mismo tiempo, a usted, con todas las madres del mundo.

Ese canto dulce se graba profundamente en cada célula del bebé y en cada filamento del tejido de su alma.

Y, ahora, le propongo la práctica siguiente:

Elija una canción que le guste o que le cantaban a usted cuando era pequeña. Da igual una canción de amor que un trozo de zarzuela, una nana, una canción infantil o un fragmento de música clásica... Es lo mismo, siempre que sea alegre, sin cambios bruscos... y, sobre todo, *cálida y* amorosa.

Mientras canta, acaríciese la tripa, y sienta cómo el sonido de su voz la inunda y le produce un gran bienestar. Visualícelo rodeada de una luz azul o verde esmeralda, con su cuerpo perfectamente formado, nutriéndose correctamente a través del cordón umbilical. Se encuentra sereno, tranquilo. Y, ahora, su pareja apoyará las manos sobre el vientre y lo acariciará suavemente, enviando mensajes de amor a su bebé con su voz, con sus pensamientos, visualizando cómo le llegan. Si es posible, pueden cantar los dos a dúo; los escucha su bebé: es un masaje sónico, que capta por toda su piel, además de por el oído.

Ahora le propongo otra práctica, esta vez muy especial, que la ayudará a expresar sus valores creativos. Está gestando una nueva vida y eso es la expresión de máxima creatividad. Por lo tanto, es capaz de crear pequeñas obras de arte: un dibujo, un tapiz, un jersey, un jarrón de cerámica, un poema, un cuento, etc.

Cuando cantamos canciones de cuna, nos unimos a esa cadena de amor universal que, desde generaciones, se transmite de labios a oídos, pero también cada bebé tiene su propia canción de cuna. ¿Será usted capaz de encontrarla?

Le voy a sugerir que coja papel y lápiz; que ponga una música que le guste, de esas que la transportan a un bello lugar, e intente escribir un poema, un cuento, dedicado a su bebé, o una pequeña cancioncilla donde le exprese su amor, sus preocupaciones, sus expectativas..., lo que quiera. No tiene que ser larga y complicada; *déjese* llevar por su impulso creador: aunque nunca lo haya hecho, está muy capacitada para hacerlo. Y, ahora, tararee esa melodía desconocida que surge poco a poco. Dele forma; deje que surja ella misma, libremente desde dentro de usted, con las palabras que más le gusten, y cántesela a su bebé todos los días; no espere a que haya nacido.

¿Qué música le pone a la letra? Si quiere, y está inspirada, se la inventa, si no, busque una cancioncilla conocida y pó*ngale* letra. Cuando nazca y lo tenga en sus brazos, la reconocerá y le hará sentir cuánto lo ama desde siempre y por siempre. A su bebé no le preocupa si rima o no rima; no le interesa el contenido de las palabras: solo su carga de afecto, lo que el sonido de su voz le cuenta. Procure que el ritmo de la música sea el mismo que el ritmo de su corazón. Cante siguiendo esta pauta.

Cada vez se notan más sus movimientos; observe cómo reacciona con su cuerpo a la estimulación sonora y procure estar atenta a sus preferencias musicales que, a partir de este momento, le podrá comunicar a través de sus movimientos.

Sexta luna

El feto es, día a día, más receptivo; cada vez que acaricia su vientre, él se acerca a sentir su calor, su vibración y, si su pareja apoya las manos, esto estimulará también la vinculación paterna. Piense que, de alguna forma, su bebé es consciente; mientras flota en su medio acuático, es ya capaz de discriminar estímulos, reaccionando activamente ante todo aquello que la perturba o le agrada.

Intente averiguar lo que siente. Para ello, observe sus movimientos; cómo son y ante qué estímulos reacciona. Pueden ser enérgicos, como la patada de un jugador de fútbol, o suaves, como un paso de bailarina.

Le propongo la siguiente práctica sonora:

Elija una música rítmica, alegre, fluida como, por ejemplo, un vals o una *música que* le guste bailar, y muévase siguiendo el ritmo, mientras observa qué sensaciones recorren su cuerpo... No es una bailarina profesional en su día de estreno, así que no tiene que hacer ningún tipo de movimiento concreto. Déjese llevar por la música y observe, ahora, qué emociones surgen espontáneamente en usted.

Visualice ahora a su hijo danzando dentro de su vientre, feliz.

Cuando acabe la música, descanse e intente conectar con sus sensaciones y las de su bebé.

Como es un momento importante, donde comienza la escucha, le propongo otra práctica más:

Busque un buen libro de cuentos infantiles o, mejor aún, si puede, escriba un cuento para su hijo, como ya le he sugerido antes. En cualquiera de los casos, seleccione uno y prepárese para leérselo a su bebé. Primero, entre en un estado de relajación, utilizando la respiración, la imaginación y todo aquello que la ayude a olvidar su entorno por unos momentos.

Dígale a su bebé que le va a leer un cuento muy bonito. Comience su lectura de forma pausada y, sobre todo, algo muy importante, entonando mucho, poniendo mucho énfasis en cada palabra, casi como si lo estuviera cantando. También es importante que le envíe una imagen mental de lo que vaya leyendo. Si le dice, por ejemplo, que «una ovejita estaba en un prado», procure visualizar la oveja y el prado en colores, y de la misma manera con cada uno de los elementos que aparezcan en el cuento.

Su incipiente conciencia se irá alimentando con sonidos, imágenes, colores, etc. De esta manera, está ayudando a su desarrollo armónico.

Le sugiero que, cada vez que lea, de cualquier tema, visualice también a su bebé aprendiendo y asimilando todo lo que le llega a usted.

Tenga en cuenta que, a partir de ahora, su bebé sueña e imagina.

¿Cuáles serán sus sueños? Imagine: «¿Por qué no se encuentran los dos en un sueño?».

Séptima luna

Conviene, a partir de este momento, comenzar a imaginar la escena del parto, visualizando cómo transcurre todo con normalidad. Viva el deseo de comunicarse con su bebé, e imagíneselo en su universo acuático, tranquilo, chupándose el pulgar, bostezando. Háblele mentalmente y mándele mensajes de cariño con fuerza y sentimiento. Puede observar la fotografía de la página 105 para imaginárselo mejor.

Ahora, coloque las manos sobre el abdomen y trate de localizar algún bulto. Cuando lo encuentre, acarícielo y comuníquese con él. Piense que su hijo se relaja y sonríe. Observe su cabecita rodeada de una luz azul claro.

En este mes, y en los siguientes, hasta el momento del parto, puede realizar esta práctica:

Usted y su pareja van a iniciar un diálogo a tres con su bebé. Para ello, pídale a su pareja que le hable al oído. Su hijo la escuchará de esta forma mejor que si lo hace a través del vientre pues, en este caso, tendría que elevar mucho el tono de voz. Es importante que le transmita su amor y la ilusión con la que lo va a estar esperando cuando nazca...

Pueden hablar uno detrás de otro; su bebé discriminará perfectamente las voces. Pueden contarle cómo van los preparativos en casa para su llegada, si otros hermanitos lo estarán esperando, qué cosas han hecho durante el día..., siempre con la sensación de que los escucha... Esto lo comprobarán, tanto usted como su pareja, cuando el bebé nazca y le hablen. Recuerde lo que ahora digo.

A partir de este mes, notará perfectamente cómo está colocado su bebé, de modo que podrá dedicar unos minutos al día a darle un suave masaje:

> Puede escuchar algún fragmento de música barroca, cuyo ritmo sea lento, parecido al latido de su corazón. Siguiendo el ritmo que marca la música, sus manos se deslizan suavemente sobre la cabeza del bebé, haciendo movimientos circulares; luego, baje por el cuerpo, hasta llegar a los pies, siempre de forma suave y con el ritmo musical de pauta para sus movimientos. Su pareja y sus hijos, si los tienen, pueden también acariciarlo... *Él siente las caricias y escucha lo que le dicen...*

Sería conveniente que todos los días dedicara también unos minutos a las autoafirmaciones; es decir, frases positivas que usted misma puede diseñar y que la van a ayudar en su proceso: algunas podrían ser: «Yo estoy bien y mi hijo también; siento que su desarrollo es perfecto...»; «todo va bien: me comunico con mi bebé y él está feliz...», etc. Es también muy importante que escuche música todos los días, pues su bebé se mueve siguiendo el ritmo y se lo pasa muy bien.

Octava luna

Ahora es cuando debe evitar al máximo la ansiedad, la impaciencia por la llegada. Visualice su cuerpo rodeado de una luz verde muy suave, que produce calma. Escuche música relajante, que la transporte a un ambiente de campo, de espacios abiertos, todos los días un rato.

Busque en todo la armonía y el equilibrio y sienta cómo su bebé está totalmente formado. Para ayudarla, puede observar la fotografía de la página 106.

En este mes, realmente ya puede jugar con su hijo; es muy positivo que disfrute de estos momentos.

Falta poco para el parto; por lo tanto, le vamos a sugerir una serie de prácticas que, más tarde, también la ayudarán:

Pueden comenzar a jugar con el bebé de la siguiente manera: presionen, con un dedo, sobre un lado del abdomen y, después, sobre el otro lado, repitiéndolo unas cuantas veces. El bebé responderá, moviendo su mano o un pie, o haciendo presión contra sus dedos. También pueden dar palmaditas suaves sobre el vientre o intentar encontrar sus manitas y tocarlas.

A continuación, canten juntos algunas de las canciones sencillas que usted seleccionó en meses anteriores. Y observen las reacciones de su bebé. Podrán incluso averiguar cuál le gusta más; sus movimientos se lo dirán: ya saben interpretarlos.

A medida que se acerca el momento del parto, seguramente que le surjan muchas preocupaciones y dudas. Sabe que la calma es fundamental, para que todo el proceso se desarrolle con normalidad; por tanto, le sugiero que practique la relajación con música de forma habitual.

También es importante, durante este mes, visualizar cómo los músculos vaginales se abren; cómo el cuello uterino está totalmente abierto, para dejar paso libre a su hijo. Luego, visualice cómo se cierra, una vez que el bebé haya nacido:

Intente relajarse con su música preferida y visualice su cuerpo como si fuera una caña de bambú, fuerte pero flexible, meciéndose con el viento, pero firmemente arraigada en la tierra... Usted es una caña de bambú, convertida ahora en flauta. Al inhalar el aire, este llega hasta la vagina, hasta el extremo de la caña, hasta el *útero*, y oxigena a su bebé. Y, al exhalar, todas las tensiones se van con el aire y, con ellas, salen determinados sonidos por la boca, sin esfuerzo; los sonidos que usted quiera o que espontáneamente se produzcan: vocales, consonantes, palabras, gemidos, suspiros, bostezos..., hasta que la caña quede vacía de aire, y ya no se escuche nada. Este ejercicio lo puede repetir varias veces, emitiendo diferentes sonidos al expulsar el aire, sin importar cuáles son, hasta que se sienta bien y completamente relajada.

Novena luna

Se acerca el gran momento, esperado y temido seguramente, pero cada día con menos temor, si ha ido haciendo las prácticas que le he recomendado. Su cuerpo y su mente están preparados, así que solo queda ya tener al bebé entre sus brazos, ver su cara, su mirada...

Su bebé no tiene tanto sitio como antes para moverse; por eso, notará a veces codazos o empujones. Es su forma de decirle que está deseando salir a conocerlos. De momento, no puede poner cara a sus voces. Su cuerpo está preparado para el encuentro y su mente también, pues ha permanecido nueve meses a la escucha del universo exterior.

Los ejercicios propuestos para este mes son muy sencillos: le sugiero que cante todos los días un rato; que hable a menudo con su hijo, contándole todo lo que hace y cómo lo están esperando con inmensa alegría. Y que continue dándole masajes de la cabeza a los pies, suavemente, y siempre siguiendo el ritmo de la música.

Para usted, es importante sobre todo estar relajada y visualizar, siempre que pueda, la escena del parto. Para ello, le recomiendo la siguiente práctica:

> Imagínese una enorme pantalla de cine, en blanco: va a proyectar la película del nacimiento de su bebé. Intente plasmar el máximo número de detalles; sobre todo, si conoce ya el sitio donde va a dar a luz. Visualice la cara del personal que la va a atender, si los conoce; la de su pareja, si va a estar presente; cómo va vestida; qué aparatos hay en la sala. Es bueno que pre-

gunte antes si puede llevar música a la sala de partos, y tenga preparada una lista con su música favorita en el móvil o con la música que hacía escuchar a su bebé.

Es importante para los dos, pues recuerde que su hijo ha memorizado esas canciones y no se sentirá tan desorientado en el nuevo mundo si escucha su voz, la de su padre y, a la vez, una música familiar.

Visualice cómo el bebé nace sano, sonrosado, sin complicaciones de ningún tipo. Y repita en voz alta: «Voy a dar a luz feliz y con normalidad, mi hijo nacerá perfectamente, el proceso del parto va a resultar rápido y adecuado, puedo afrontar el momento del parto, la dilatación va a ser perfecta... Todo saldrá perfectamente».

Una vez que haya nacido, antes incluso de cortarle el cordón umbilical, háblele; se sentirá más seguro, y no olvide de cantarle canciones de cuna mientras lo mece, siempre que pueda; mejor aún si hizo una especial para él. Esto lo ayudará a crecer sano, seguro y feliz.

Y ya solo me queda decir: **¡Bienvenido a puerto, navegante!**

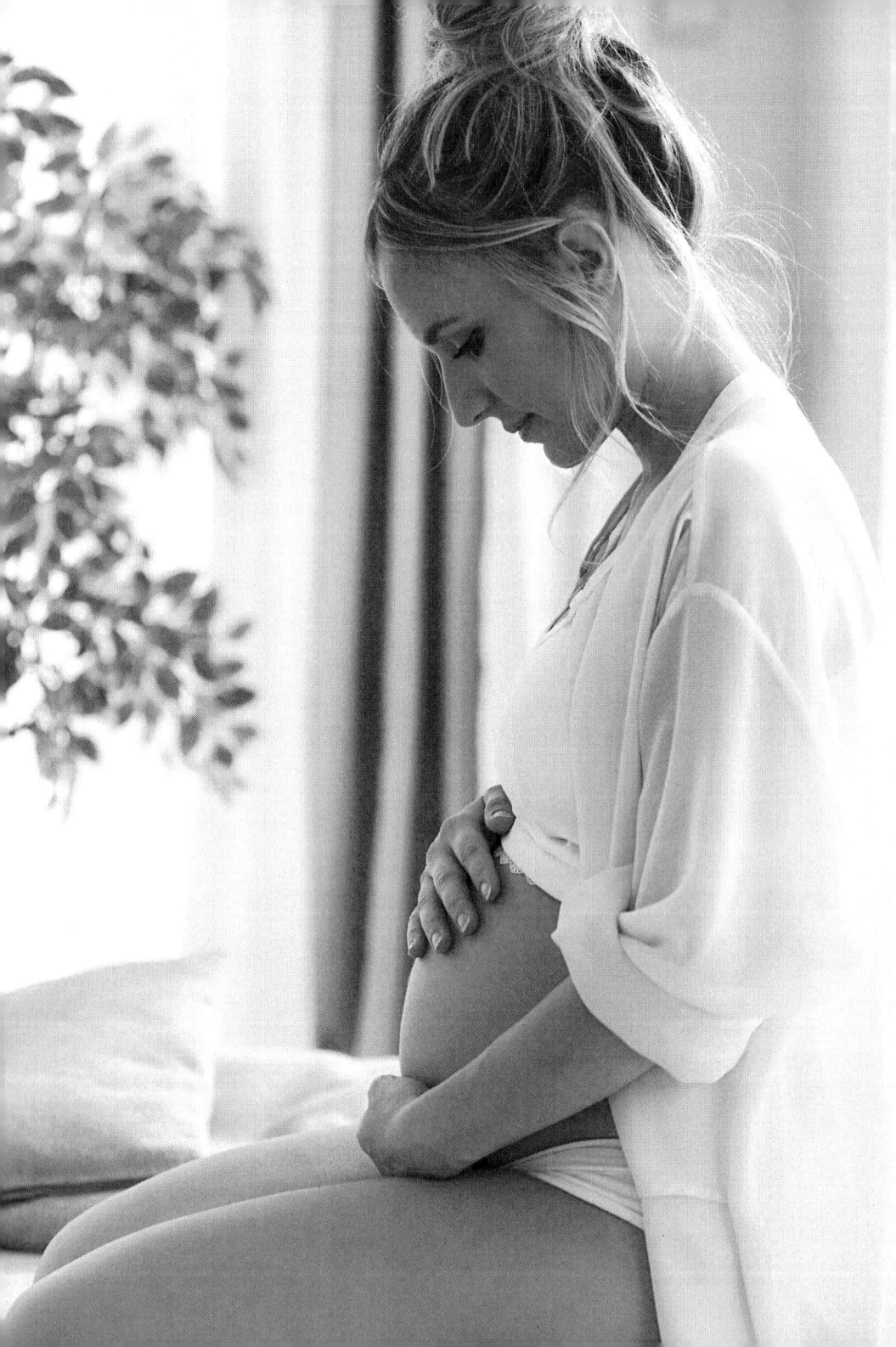

6

EPÍLOGO O CODA

Por Alicia Lorenzo y M.ª Jesús del Olmo

Todos sabemos de la importancia de la música en el desarrollo del ser humano y de sus múltiples usos y funciones: interpretativa, compositiva, terapéutica, etc.

En este libro que ya termina, lo hemos podido comprobar; por eso, desde hace ya más de dos décadas, varios profesionales de la música, la medicina y la psicología invertimos nuestro tiempo y energía en formar en musicoterapia a profesionales de diferentes áreas, sobre todo de la música; de ahí surge la creación del máster título propio en Musicoterapia de la Universidad Autónoma de Madrid (UAM) que, desde el año 2000 hasta el pasado 2023, se ha impartido en esta universidad de forma ininterrumpida.

La formación en musicoterapia de la UAM no solo ha ayudado a que estos profesionales tengan herramientas suficientes para abordar las diferentes necesidades físicas, fisiológicas y emocionales que las personas necesiten en cada momento, sino que, además, ha propiciado la investigación en esta área.

Desde el año 2009, han surgido diferentes trabajos de tesis doctorales llevadas a cabo en el ámbito clínico; más concretamente, en el Hospital La Paz de Madrid, en las unidades de Cuidados

Intensivos Pediátricos (Del Olmo, 2009) y Neonatología (Jáñez, 2019, y De León Barrios, 2020), con excelentes resultados, como la subida de la saturación de oxígeno, el descenso de los valores altos en frecuencia cardíaca y respiratoria y la disminución de los niveles de cortisol, así como la mejora del bienestar de los bebés hospitalizados y sus familias.

La importancia de la música en el embarazo y en el desarrollo temprano ponen de manifiesto la necesidad de tener experiencias musicales durante estos momentos tan importantes de la vida, como en este libro se ha demostrado con la descripción de numerosas investigaciones científicas.

A partir de estas experiencias e investigaciones, vimos la necesidad de crear una entidad donde dar apoyo y expansión a todos estos conocimientos, resultados e innovaciones, creando así en el año 2011 la Fundación Musicoterapia y Salud (www.musicoterapiaysalud.org).

Asimismo, colaboramos con distintas instituciones y fundaciones en temas de investigación y desarrollo de proyectos, para mejorar el bienestar psicoemocional de las personas que lo necesiten, tanto usuarios como familiares.

Trabajos como el que recoge este libro ponen de manifiesto los beneficios de este mediador semiótico tan importante y efectivo como es la música, favoreciendo el vínculo y la comunicación con el bebé antes de nacer, de modo que se contribuye no solamente al bienestar de la madre y su bebé, sino al de toda la sociedad.

ANEXO:
MUSICOTERAPIA
PARA EMBARAZADAS

Me llamo Silvia Évora Lebrero. Soy graduada en Enfermería desde el año 2000 por la Facultad de Ciencias de la Salud de la Universidad de Zaragoza y trabajo en la actualidad como responsable del Equipo de Enfermería del Área Maternoinfantil del Hospital Universitario del Sureste en Arganda del Rey (Madrid).

El paso por mi propia maternidad en el año 2014 me llevó a un proceso de autorreflexión sobre la falta de conocimientos como profesional sanitario que podía utilizar para responder a los cambios que estaba sintiendo a nivel emocional en mi propio tránsito a la maternidad. Llegué a cuestionarme por entonces si, como profesionales sanitarios, estábamos cubriendo las verdaderas necesidades de la mujer en esta etapa de adaptación a la maternidad, ignorando por completo la salud mental perinatal.

Por ello, realizamos una primera investigación en el año 2015 con un programa de educación para la salud basado en gestión emocional llamado Feliz en Mi Maternidad, que incluía clases presenciales en embarazo y píldoras informativas vía aplicación móvil durante ocho semanas en el posparto. Dicho estudio tuvo unos resultados estadísticamente significativos en las mujeres voluntarias del grupo experimental, mejorando su gestión emocional en el posparto y, por ello, recibió en el año 2019 la mención especial en la Tercera Jornada de Investigación de la Consejería de Sanidad de la Comunidad Autónoma de Madrid.

Ello me animó a seguir investigando en el cuidado de la salud mental perinatal y, esta vez, propusimos como intervención la musicoterapia en vivo, tras la experiencia vital de mis partos. Mi primer hijo decidió venir a este mundo tras la escucha en bucle de la canción *Respiras y yo* de Rosana Arbelo, y mi segundo hijo protagonizó un parto en el que su madre se encontraba en un estado de total relajación y plenitud con una melodía de frecuencia reiki en el canal de YouTube que encontré mientras esperaba en el paritorio.

En la investigación, la musicoterapia en vivo se llevó a cabo de la mano de Alicia Lorenzo, con la dirección de M.ª Jesús del Olmo, ambas cofundadoras de la Fundación Musicoterapia y Salud.

A lo largo de 12 meses, hemos desarrollado nuestra propia metodología **Musicmumppy,** con más de 150 mujeres de la zona de influencia del hospital en el Centro de Salud Santa Mónica, de Rivas Vaciamadrid, durante 4 semanas a partir del segundo trimestre de gestación. La duración de las sesiones ha sido de 90 minutos, en las que hemos incluido relajación, canciones interpretadas e instrumentalizadas con las voluntarias bajo la dirección de la musicoterapeuta y un cierre con un *blues,* donde se recopilaban las experiencias de cada sesión. Todas las sesiones tenían una intención relacionada con el vínculo con el bebé, así como la explicación de herramientas sobre gestión emocional, para conocer, entender y regular las emociones que podrían llegar en su adaptación a la maternidad.

Con esta investigación, esperamos mostrar la importancia y necesidad de instaurar un Plan Nacional de Promoción y Prevención a la Salud Mental Perinatal, así como el reconocimiento de la musicoterapia como alternativa complementaria en la oferta de servicios sanitarios dirigidos a las futuras madres y a sus bebés.

Testimonios

1. *Asistir al taller hizo que conectase con otras mamás y que la música se haya convertido en una parte aún más importante de nuestra vida. La usamos al despertar porque cantamos canciones, para calmarnos cuando lloramos, para aprender palabras y rutinas, en la bañera y para dormir. Los primeros juguetes de mi bebé fueron instrumentos y ambos estamos obsesionados con el palo de lluvia, desde que lo usé en las sesiones. Es como un llamador de calma. Vuelvo a agradecer infinitamente todo lo que nos ha ayudado durante y después. Te debemos nuestra felicidad.* (ANA D. T.)

2. *Mi experiencia con los talleres de musicoterapia durante el embarazo fue increíblemente enriquecedora. Me proporcionó un acompañamiento emocional esencial en mi camino para convertirme en mamá. La música me ayudó a conectarme tanto con mi bebé como con mis propias emociones.*

Me pasaba la semana esperando que llegase el día del taller, ya que pasé un embarazo supermalo, y la música no solo me proporcionó un espacio de relajación y calma, sino que también me permitió expresar y procesar mis sentimientos y compartir espacio con otras futuras mamis. Cada sesión me ayudaba a sentirme más preparada y conectada con mi bebé; notaba cómo se movía cuando hacíamos percusión y todas las mamis del grupo nos emocionábamos juntas con la canción de Rosana. La presencia de otras futuras mamis creó un entorno de apoyo donde compartir experiencias. La práctica de la musicoterapia me ayudó a reducir el estrés y la ansiedad durante el embarazo. Además, siento que el vínculo con Joel se fortaleció desde antes de su nacimiento.

Ahora que Joel tiene un año, veo cómo la música influye positivamente en su vida diaria. Desde el nacimiento, he notado que responde a la música con alegría. Las melodías que escuchábamos durante los talleres se convirtieron en parte de nuestra rutina, y mi bebé las reconoce y disfruta. Cantarle y tocar música juntos es una actividad que nos une como familia.

Gracias por una experiencia que ha sido una parte esencial de mi preparación para la maternidad, mejorando mi bienestar emocional y fortaleciendo el vínculo con mi bebé. La música sigue formando parte de nuestras vidas y proporcionando momentos de conexión y felicidad. (ELENA R.)

3. El taller de musicoterapia superó mis expectativas porque creé un vínculo personal con mi futuro bebé y pudimos comunicarnos. Me ayudó a canalizar muchas emociones para mi día a día. Ahora ponemos las canciones para expresarnos.

Gracias a Alicia y Silvia, por darme herramientas para llevar mejor el puerperio. Estoy muy agradecida de haber podido formar parte de este proyecto tan bonito. (INÉS P. S. C.)

4. Cada vez que pienso en aquellas sesiones de musicoterapia, siento gratitud, paz, satisfacción y, sobre todo, vida porque, en última instancia, me conecta con mi indescriptible parto y con ese maravilloso día en el que conocí a mí segunda hija: Alba.

Fue una experiencia muy animal; un parto corto, intenso y muy consciente y vivencial. Las canciones aprendidas, cantadas y tocadas me acompañaron y ayudaron a que todo resultara tan maravilloso (y un poquito de gas de la risa) y armonioso. Cabe resaltar cómo la canción Respiras *de Rosana y el espejo fueron mi guía en el alumbramiento.*

He de confesar que tuve cierta pereza en ir a la primera sesión, hasta el punto de llegar a pensar en no iniciar el ciclo; tenía mucho que hacer, pero vencí dicha pereza y allí me planté y, una vez más, me alegré. Salí renovada. La sesión me permitió parar y conectar con ese momento vital tan importante que estaba viviendo, el embarazo de mi segunda hija, por el que estaba pasando de un modo algo atropellado. Y, estando allí, ambas nos sincronizamos y fluimos con las melodías, que acertadamente habían elegido las profesionales que nos guiaban.

Y así se fueron sucediendo las diferentes sesiones, experimentando, sintiendo y compartiendo multitud de emociones, porque fluían y bailaban al son de la música que entre todas generábamos.

Y, participando de estas, fue como Alba y yo aprendimos a comunicarnos a través de la música; forma en la que, desde entonces hasta ahora, en momentos buenos y malos, nos encontramos, disfrutamos y calmamos. Muchas gracias a Silvia y Alicia, por permitirnos vivir esta experiencia. (ANA G. L.)

5. Para mí, la musicoterapia ha supuesto un descubrimiento y una experiencia a todos los niveles: por un lado, he descubierto lo generosas que podemos llegar a ser las mujeres en esta etapa de nuestra vida compartiendo nuestra visión con música; una experiencia de conexión con mi bebé que quedará para siempre en mí y en nuestro vínculo. (SARA G. M.)

6. Llegué allí con un bloqueo emocional enorme, que me impedía disfrutar de mi embarazo y ya la primera sesión del taller hizo que esos sentimientos salieran de una manera brutal, para así empezar a sanar. La musicoterapia me permitió tomar consciencia absoluta de mi embarazo, conectar con mi bebé de una manera increíble; hizo que me empoderara como mujer y, por lo tanto, desde entonces, me pude permitir vivir el resto del proceso con un sentimiento de seguridad absoluta en mí y en mi bebé. Sin duda, este precioso trabajo a nivel emocional me ayudó enormemente a ser capaz de afrontar mi parto natural con fuerza, ilusión y sin miedo. Desde luego, para mí, la experiencia fue un absoluto regalo que, hoy día, sigo poniendo en práctica para superar mi posparto. (DIANA G. S. J.)

7. *El método Musicmumppy, para mí, fue renovador, como un renacimiento en mi propia maternidad. Mi primer parto, tras un embarazo en el que estuve muy cerca de perder a mi bebé, fue duro: me bloqueé y lo recibí asustada.*

Cuando avanzaba mi segundo embarazo, me costaba vincularme emocionalmente con mi hijo; no tenía una herramienta clave para gestionar esa mala experiencia anterior. El miedo y el recuerdo de lo pasado no me dejaban disfrutar de esos momentos tan importantes y que toda madre quiere vivir como algo bonito e inolvidable.

Empezar el taller con Silvia, para mí, fue una ayuda inmensa; fue la clave. Sin darme cuenta, me acerqué emocionalmente al pequeño; me reencontré con la música, con la paz, y me sentí acompañada por profesionales que también me ayudaban en la parte emocional con un medio tan bonito.

Los efectos de la musicoterapia me acompañaron también en mi parto; recibí a mi bebé tranquila, fuerte, segura y sin miedo: un momento mágico con banda sonora.

Recibí a un bebé tranquilo, sereno y que disfruta de la música tanto como su mamá.

Lo repetiría una y mil veces. La musicoterapia es fundamental. Las sesiones son emoción, fortalecimiento, hermanamiento, tribu: un gran cuidado (y autocuidado) de la salud mental en una etapa tan compleja. (VANESA G. D. B.)

RECOMENDACIONES MUSICALES

ALBINONI, T. G.: Adagio *en sol menor*.

BACH, J. S.: Suites *para violonchelo, Conciertos en sol menor para flauta y cuerda, Variaciones Goldberg, Concierto de solo de clavicordio, Conciertos de Brandeburgo, Concierto en la, Música para violín solo y Clave bien temperado*.

BASTIAN, Peter: *Forest Walk*.

BEETHOVEN, L. V.: sinfonía *Heroica*, sonata *Claro de luna* y *Concierto para piano, n.º 5*.

BRAHMS, J.: *Canción de cuna, Canciones de cuna tradicionales* y *Cantos gregorianos*.

CAMPBELL, Don: *Efecto Mozart: música para embarazadas y recién nacidos*.

CAZENAVE, Guillermo: *Colores* y *Embarazo*.

CHAPMAN, Philip: *Keeper of Dreams*.

CHOPIN, F.: *Vals en re mayor, Polonesa en la mayor* y *Nocturnos*.

DEBUSSY, C.: *Nocturno, Claro de luna, Ensueño* y *Suite bergamasque*.

DEUTER, G.: *Cicada* y *Sands of Time*.

DOUGLAS, Bill: *Deep Peace, Earth Prayer* y *Jewel Lake*.

DVOŘÁK, A.: *Sinfonía del nuevo mundo*.

GRIEG, E.: *Peer Gynt*.

HÄNDEL, G. F.: *Concierto para arpa en si bemol mayor*, ópera de *Serse* y *Concierto para arpa en si bemol mayor*.

HALPERN, Steven: *Spectrum Suite, Crystal Suite, Inner Peace, Eventide* y *Sweet Dreams.*

HAYDN: *Pequeña serenata nocturna.*

LARSEN, Lau: *Sequences.*

LECLAIR, Marc: *Musique pour 3 femmes enceintes.*

LORENTZEN, Frank: *Alpha* y *Harmonic Resonance.*

MASSENET, J.: *Thaïs.*

MENDELSSOHN, F.: *Canción de primavera* y *Cuartetos de cuerda.*

MOMPOU, F.: *Música para piano.*

MOZART, W. A.: *Conciertos para piano, n.os 21, 24 y 25* y *Concierto para clarinete.*

NAEGELE, David: *Temple in the Forest.*

NAKKACH, S.: *Seeker.*

PACHELBEL, J.: *Canon.*

PALESTRINA, G.: *Obras corales sacras.*

PUSHKAR: *Inner Harvest* y *Ding.*

RODRIGO, J.: *Concierto de Aranjuez.*

ROWLAND, Mike: *The Fairy Ring, And So to Dream* y *Angel Mystic.*

SAINT-SAËNS, C.: *El carnaval de los animales.*

SATIE, E.: *Gymnopédies.*

SCHUBERT, F.: quinteto *La trucha, en la mayor, para piano y cuerdas.*

SCHUMANN, R.: *Canción nocturna* y *Carnaval.*

SUN, David: *Tranquility.*

TURINA, J.: *La oración del torero.*

VAUGHAN WILLIAMS, R.: *Los pinos de Roma.*

VIVALDI, A.: *Las cuatro estaciones; Conciertos barrocos para guitarra; Concierto de flauta, n.º 4, en sol mayor; Concierto para guitarra y orquesta en re, y Concierto para flauta en re mayor.*

VON BINGEN, Hildegard: *Secuencias e himnos.*

WAGNER, R.: preludio de *Parsifal* y *Tannhäuser.*

A continuación, puede añadir a esta lista todas aquellas canciones o músicas que a usted le gusten: unas que la ayuden a bailar, a moverse con alegría y aporten vitalidad y energía, y otras que la ayuden a relajarse, a desconectar del mundo exterior y a entrar en contacto con su mundo interior de sensaciones y emociones.

Poco a poco, con la intuición que se desarrolla con la maternidad, sabrá cuál necesita usted y su bebé; así que váyase preparando una *playlist* con su música favorita.

Y no se olvide de llevarla con usted para que la acompañe en el parto.

BIBLIOGRAFÍA

AKERMAN, F. J. *Embarazo, parto y primeros meses de vida.* Libsa, 1997.

ALONSO, J. A. *La curación por la música.* Libsa ,1993.

AUCHER, M.-L. *En corps chanté.* Éditions Hommes et Groupes, 1987.

BENCE, L., y MÉREAUX, M. *Guide pratique de musicothérapie.* Dangles, 1987.

BENENZON, R. O. *Teoría de la musicoterapia.* Mandala, 1991.

BENENZON, R. O. *La musicoterapia. De la teoría a la práctica.* Paidós, 2000.

BERTIN, M.-A. *Educación prenatal natural: una esperanza para el niño, la familia y la sociedad.* Mandala, 2006.

BONNET, M., y BONNET, G. *La comunicación con el bebé.* Gedisa, 1978.

CABOULI, J. L. *La vida antes de nacer.* Continente, 2000.

CAMPBELL, D. *El efecto Mozart: experimenta el poder transformador de la música.* Urano, 1998.

CAMPBELL, D. *El efecto Mozart para niños.* Urano, 2002.

CARBALLO, C. *Educación prenatal natural y cooperación: sembrando el futuro de esperanza.* Redipe, en coedición con ANEP, 2022.

CARBALLO, C., y VIZCAÍNO, P. *Educación prenatal, educación para la paz: una educación en valores desde el inicio de la vida.* Stella Matutina, 2017.

CHAMBERLAIN, D. B. *La mente del bebé recién nacido*. Ob Stare, 2002.

DEL OLMO, M. J. *Musicoterapia con bebés de 0 a 6 meses en Cuidados Intensivos Pediátricos,* tesis doctoral en repositorio de la UAM, https://repositorio.uam.es/handle/10486/3718, 2009.

FEDERICO, G. *El embarazo musical*. Kier, 2002.

FEDERICO, G. *Viaje musical por el embarazo. Musicoterapia prenatal*. Kier, 2020.

FERRARI, G. *Meditaciones para realizar durante el embarazo*. Oniro, 2000.

FRIDMAN, R. *Los comienzos de la conducta musical*. Paidós, 1974.

FRIDMAN, R. *La música para el niño que va a nacer*. Amarú, 1997.

GRATACÓS, E., y ESCALES, C. *9 meses desde dentro: una guía diferente del embarazo para descubrir lo que siente tu hijo desde las primeras semanas de vida*. Paidós, 2017.

GROF, S. *Psicología transpersonal*. Kairós, 1994.

HURTADO, M., CUADRADO, S., y HERRÁN, A. «¿Hacia una pedagogía prenatal? Una propuesta educativa». *Revista Iberoamericana de Educación,* 2015.

IMBERT, C. *El futuro se decide antes de nacer*. Bilbao: Desclée De Brouwer, 2004.

JANOV, A. *La biología del amor*. Apóstrofe, 2001.

JÁÑEZ, M. *Valoración de la intervención musical en su función terapéutica en recién nacidos pretérmino moderados tardíos,* tesis doctoral en repositorio de la UAM, https://repositorio.uam.es/handle/10486/690382, 2019.

JAUSET, J. *Música y neurociencia*. UOC, 2008.

JAUSET, J. *Sonido, música y espiritualidad*. Gaia, 2010.

LEBOYER, F. *El parto: crónica de un viaje*. Alta Fulla Ediciones, 1998.

LENNART, N., y HAMBERGER, L. *Nacer: la gran aventura*. Salvat, 2006.

LEÓN BARRIOS, J. *La influencia de la musicoterapia en procesos neurobioquímicos del desarrollo temprano*, tesis doctoral en repositorio de la UAM, https://repositorio.uam.es/handle/10486/693390, 2020.

MANDEL, B., y RAY, S. *Nacimiento y relaciones: la conexión entre tu tipo de nacimiento y tu forma de relacionarte*. Neo Person, 1997.

MOCH, A. *Los efectos nocivos del ruido*. Planeta, 1986.

ODENT, M. *La vida fetal, el nacimiento y el futuro de la humanidad*. Ob Stare, 2007.

RELIER, J.-P. *Ama a tu hijo antes de que nazca*. Martínez Roca, 1994.

RODRÍGUEZ DE LA TORRE, M. E. *Babygenio: estimulación temprana de la inteligencia*. Laberinto, 2003.

SIERRA, P. *Psicología perinatal: vínculo materno-fetal y apego*. Síntesis, 2019.

TOMATIS, A. *El oído y el lenguaje*. Orbis, 1986.

TOMATIS, A. *De la communication intra-utérine au langage humain*. Éditions Scientifiques Françaises, 1991.

TOMATIS, A. *Nueve meses en el paraíso: historias de la vida prenatal*. Biblària, 1996.

VELDMAN, F. *Haptonomie, science de l'affectivité*. Presses Universitaires de France, 2001.

VERNY, T. *El futuro bebé: arte y ciencia de ser padres*. Urano, 2003.

VERNY, T., y NELLY, J. *La vida secreta del niño antes de nacer*. Urano, 1988.

VERNY, T., y WEINTRAUB, P. *Vínculo afectivo con el niño que va a nacer*. Urano, 1992.

VV. AA. *Fundamentos de musicoterapia*. Morata, 2000.

WILLEMS, E. *Las bases psicológicas de la educación musical*. Eudeba, 1979.

WILLEMS, E. *El valor humano de la educación musical*. Paidós, 1981.